医療職のための バランスト・スコアカード 実践マニュアル

西谷啓太
梅井崇仁
髙橋淑郎

BSCを理解し,納得し,実行し,成果を上げる

メヂカルフレンド社

はじめに

　新型コロナ感染症の拡大に対して，国民は，それぞれの経験を踏まえて，行動や対処の仕方などは以前と違って，各自が日常のなかで適切に対応できるようになってきたのではないでしょうか，という問いかけをしようとしたところ，第7波が急激に，強い感染力で日本を席巻してきています。

　しかしながら，この3年間ほど後回しになっていた「病院の経営や管理の再構築」について考えている，理事長・院長など病院経営幹部の方々も多いと思います。そこではコロナ禍の経験も踏まえつつ，病院経営と病院の経営戦略について科学的に考えるための枠組みの再構築や，すべての職種の病院職員，特に若手の育成も課題となっています。

　こうした時期だからこそ，マネジメントに熱心な病院だけでなく，コロナ後を考えている病院などでは広く，バランスト・スコアカード（balanced scorecard, BSC）を病院経営の定番ツールとしてとらえて，BSCについて「学び直し」あるいは「新規導入」をしてはいかがでしょうか。すでにBSCを利用されている病院でも，抜本的なメンテナンスを考える時期ではないかと思われます。

　本書では，病院におけるBSC実践で生じる様々な課題を広く取り上げて，これらを的確に解決するためのポイントを整理して述べています。BSCを導入済・運用中・導入検討中の病院が抱える課題のソリューションについて，分かりやすく解説しており，コロナ後の病院経営が抱える様々な課題に的確に応える内容といえます。

　本書の目的として，以下の4点が挙げられます。

　1．コロナ後の病院経営を考えるトップ・マネジメントへの的確な指針となること。加えて，「BSCに病院全体で取り組んでいるが，うまく運用できていない」「BSCを看護部で導入しているが，うまく機能していない」「看護部で活用しているBSCを病院全体に広げたい」，こうした状況にある方々にわかりやすく解決策を提供すること。

　2．BSCに対して食わず嫌いな人，BSCに批判的な人も含めて，様々な人々にBSCという戦略経営論について，ぜひ「学び直し」をしていただきたいこと。BSCが病院で有効に機能することを平易に示し，病院におけるBSC時の"応援団"を増やすこと。

　3．「BSCもどき」といわれる，正しくないBSCの利用方法がまかり通ることにより，

BSCが戦略経営のために適切に活用されていないことへの危惧から，BSCの「学び直し」を支援し，かつBSCについての正しい理解への是正を図ること。

　4．医療BSCに関して，正確かつわかりやすい内容で著されたものが，これまでほとんどなかったことへの反省から，医療BSCを推進してきた私たちが責任をもって，歴史ある医療系の出版社からこれを提供したいと考えたこと。

　本書は梅井崇仁，西谷啓太，髙橋淑郎が主に執筆しました。この3人は，一般社団法人 日本医療バランスト・スコアカード研究学会の創設から現在に至るまでの，約18年にわたり，病院ならびに福祉施設におけるBSCの導入と運用について，数多くの経験をしてきました。本書の内容は，3人各自の経験と知見に基づくものです。

　梅井は，以前BSCを導入していたものの，現在は導入していない大規模病院に勤務しているため，BSC導入前〜導入中〜撤退後の病院内部の様子を肌で感じています。

　西谷は，病院の専務理事・事務長として，大きな意思決定から小さな意思決定まで，病院内の各職種・各階層に目配りしながら，実際の病院経営に責任をもっています。

　髙橋は，大学で教鞭をとる一方で，全国の病院の経営診断を多数行い，加えて，全国の病院に対するBSCの導入支援および医療BSCの実証研究と理論研究を行ってきました。

　このようにタイプの異なる3人が，これまでの「経験」と「勘（直観）」を生かしつつ，サイエンスを意識し，分析を適度にミックスして本書を著しました。ヘンリー・ミンツバーグ（Mintzberg, H.）の著書『Managers Not MBAs』（2004年）〈訳書：『MBAが会社を滅ぼす：マネジャーの正しい育て方』池村千秋 訳，日経BP，2006年〉の基本的な発想が，本書刊行への導きとなりました。

　医療経営において，BSCが有効なツールとして正しく浸透することを願っています。

教室に，噴水に，芝生に，図書館に学生が戻ってきた砧キャンパスにて

2022年7月

髙橋淑郎

本書を活用するために

本書の特長① 病院の多忙な現場でも, すぐに役立ちます

　本書を読みながら並行して, 用語集を見たりネットで調べたりする面倒を避けるため, 重要用語については, その項目の終わりに説明文を付しています。重要用語の選定は初学者レベルに沿い, 最新情報も随時加えています。また, 本文中には随時, （第3章 Q.1参照）（→p.10）のような付記があるので, 至便で理解の促進に役立ちます。

本書の特長② どこから読んでも, 分かりやすく読めるよう, 工夫されています

　本書は, 読者側のニーズや興味に応じて, どこの章から読んでも理解できるように述べました。各章の内容を以下にご紹介します。

第Ⅰ部　BSCを作って, 正しく使う

　第1章　ヘルスケアBSC (HBSC) の作成の標準化に向けて

　第2章　ヘルスケアBSC (HBSC) 作成・運用時の課題解決に向けて

第1章では —— 「BSC作成方法」の"見える化"

　BSCに初めて取り組む病院関係者や, あらためてBSCについて「学び直したい」方は, 第1章から読まれるとよいでしょう。

　「BSCの作成方法」については従来, 経営コンサルタントおよび経営・会計分野の研究者から, 標準的な手法がなかなか提唱されていませんでした。長年の研究に基づき, 本書では「BSCの作成方法」を平易に体系化・標準化しましたので, 読み進めるうちにBSCの全体像を理解し, その作成方法を根拠をもって明確に描くことができます。

第2章では —— 執筆者の豊富な経験から「BSC作成における課題」を解決

　まず〈12項目〉によって, BSC運用時に遭遇する「典型的な障害とそのソリューション」について詳説しました。続く〈21項目〉では, 病院におけるBSCの成功と失敗の分水嶺, すなわち"成否を分ける勘所"を明らかにしています。

　病院ならびに福祉施設等において, BSC作成・運用にあたるリーダーの方々が, 「腑に落ちる」「目から鱗が落ちる」と感じてくださると幸いです。

第3章では ── BSC導入の全段階で生じる,あらゆる疑問に回答

〈計44のQ&A〉によって,病院側から実際に寄せられる数多くのご質問について,その論点と解決策をまとめています。極力深い内容と丁寧な表現を試みましたので,BSC導入について,「いま問題を抱えている方々」「学び直したい方々」「より深く学びたい方々」のいずれにも役立ちます。

第4章では ── BSCについて,より広く深く,踏み込んで理解する

医療BSCについて,より詳しく学べるよう,9つのQ&Aを設定し,その歴史から拡張型BSCとしての発展形まで言及しました。医療BSCに関する知的好奇心も満たしていただけることでしょう。

本書が,読者の皆様のBSC導入に大きく役立つことを願っています。

執筆者

本 書 に お け る
「 用 語 と 用 法 の 4 つ の 特 徴 」

1.「業務プロセスの視点」という表現について

　原語はinternal business processであり，訳すと「内部業務プロセス」となります。病院でのBSCを考えた場合，内部を付けずに「業務プロセスの視点」とするほうが，シンプルで内容が分かりやすいという判断から，「業務プロセスの視点」としています。

2.「アクション・プラン」という表現について

　本来，書籍ではaction program, initiativesなどの用語が使用されますが，多くの翻訳でinitiativesのほうを採用し，「実施項目」あるいは「戦略的実施項目」と訳されます。

　しかし本書では，予算と人の配置までを含んだ「アクション・プラン」という表現が，病院に関しては分かりやすいと判断し，こちらで統一しています。翻訳書などで示されている「実施項目」と同じ意味です。

3.「重要成功要因をスコアカードに組み込んでいること」について

　キャプランらの書籍や論文においても，スコアカードに重要成功要因は含まれていません。しかし執筆者は，「戦略目標の成果を測定するためには，重要成功要因を選び出す作業が，BSC作成においてきわめて重要であること」をワークショップ等で実感しています。またキャプランらは，文章では「重要成功要因」の重要性や役割を記しています。

　このため本書では，スコアカードを＜戦略目標・重要成功要因・尺度（先行指標・事後指標）・目標値・現状値・アクション・プラン＞として考えています。

4.「無形資産」という表現について

　原語ではintangible assetsです。会計学で「無形資産」として貸借対照表に掲載するのは，典型的には「無形固定資産」でありこれが一般的だと考えます。会計学上の無形固定資産は，「特許権，実用新案権，意匠権．商標権，鉱業権，漁業権，地上権，借地権，電話加入権などの法律上認められた権利」と「有償取得の営業権（のれん）」の2種類に限定されます。

　一方，BSCの「無形資産」はこのような法律上の権利等に関係なく，より広義なものです。したがって，会計学上の「無形資産」と区分して「無形の資産」として，コア・コン

ピタンス，レピュテーション，人材，技術力などを考えることを，櫻井通晴や伊藤和憲ら は提唱しています（櫻井通晴編著『インタンジブルズの管理会計』中央経済社，2012年）。執筆者 は，確かにBSCで示す無形資産の範囲は広いので，前記の会計学的な範疇を超えるもの として区別して考えることには同意するものです。

　しかし，本書では2つの理由から「無形資産」で統一いたします。第1の理由は，会計 学の視点から考えると，「無形資産」という貸借対照表の項目はないため，「無形の資産」 と言わなくとも，固定資産のうちの「無形固定資産」とは区別でき，「無形資産」として も問題ないと考えるからです。

　第2の理由は，経営学の視点から考えると，BSCを戦略経営論として捉えることができ るからです。したがって，経営学で使用する「無形資産」という用語は，レピュテーショ ン，ブランド，知識，人，技術力あるいはノウハウなどまで含めて，広義の意味合いがあ ります。マーケティングやファイナンスの研究者の多くも，同様に広く捉えていると思い ます。以上のことから，本書では，intangible assetsは「無形資産」に統一しました。

執筆者

もくじ

第 **I** 部　BSCを作って，正しく使う

第 **1** 章　ヘルスケアBSC（HBSC）の作成の標準化に向けて

第2章 ヘルスケアBSC(HBSC) 作成・運用時の課題解決に向けて

第 **II** 部 BSCに関する 疑問・質問に答える

第 **3** 章 Q&A形式によるBSCの基本＋α

第 **4** 章　　B S C を も っ と 深 く 理 解 す る た め に

表紙・本文デザイン／岩永香穂 (MOAI)

第 **I** 部

BSCを作って，
正しく使う

第 **1** 章

ヘルスケア BSC（HBSC）の 作成の標準化 に向けて

バランスト・スコアカード（balanced scorecard, BSC）は，その作成方法が詳細に示されていない。キャプランとノートンの書籍では，ほんのわずかしかページが割かれていない。わが国で医療領域に限定すれば，自前で医療BSCを正しく指導できる人員を，チームとして持っている組織と限定すれば，一般社団法人 日本医療バランスト・スコアカード研究学会 および ㈱日本能率協会総合研究所ヘルスケア経営室以外では，正統派のBSCの作成を指導されていないと経験的に感じている。つまり，キャプランとノートンの正統派のBSCを日本の医療界に伝えることが求められている。

ブラックボックスになっているBSCの作成に関して，筆者たちが上記の学会のBSC導入ワークショップなどで開発し，標準化してきた内容，および，筆者の一人である髙橋に依頼のあった病院での出張ワークショップで，アメリカやヨーロッパから届く最新のBSC情報をもとに，日本で実際に応用した結果などをちりばめている。是非，本書の内容はもとより，筆者たちの経験知を行間から読み取り，感じ取っていただければ幸いである。

第1章では，病院でのBSC導入に関して，導入ワークショップを実況中継するように記述したので，楽しみながら，自分の病院や部門でのBSC作成をイメージして学べるようになっている。読んでいて興味が湧いたところやわかり難いところは，第3・4章のQ&Aでより深く，より広くお読みいただければ幸いである。

BSCの作成方法は，大きく4つのステップから構成される。

【ステップ1】
BSCを作成する施設を取り巻く現状を，客観的に把握するために分析する
【ステップ2】
現状を踏まえ，ミッション，ビジョンの達成のために検討が必要な課題を把握し，優先順位をつける
【ステップ3】
ステップ1と2の内容を踏まえ，ミッション，ビジョンを達成するためのストーリーを記述した「戦略マップ」を作成する
【ステップ4】
戦略マップの実行を管理するツールである「スコアカード」を作成する

第1章では，ステップ1～4の順に沿って，検討方法や手順，ポイントや陥りやすい誤りなどを考察していく。

なお，本章は，多職種によるグループワークで行うことを前提として記載している。

1 ステップ1　現状分析：SWOT分析

ステップ1の説明の前に，ミッションとビジョン，BSC，そしてこれから説明するSWOT分析の関係を整理する。

1 SWOT分析の前に準備すること

病院組織には，組織のバックボーンといえる，最上位の概念として，組織の存在意義などを示すミッションがあり，それを少し具体化して，数年先（3〜5年先）を意識した「近い将来なりたい姿」であるビジョンがある。

当然，**ミッション**[*1]（あるべき姿）と**ビジョン**[*2]（近い将来なりたい姿）と現状の組織の実態（今の姿）を見比べたとき，その間にはギャップが存在する。BSC作成では，そのギャップを埋めるための道筋を明らかにし，ビジョンを達成するために**戦略マップ**[*3]で戦略を可視化し，スコアカードで**戦略目標**[*4]の達成を測定・評価していくことになる（図1-1）。このよ

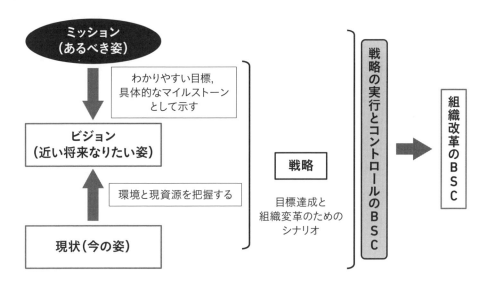

図1-1　ミッション，ビジョン，戦略の関係

（出所）日本医療バランスト・スコアカード研究学会（2020）BSC導入ワークショップ資料．（髙橋淑郎作成）

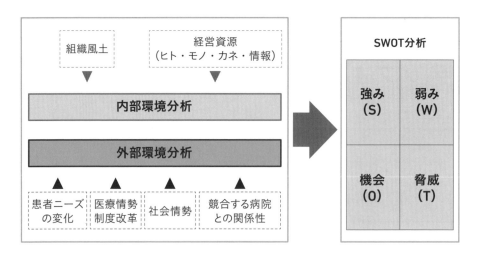

[図1-2　SWOT分析の概要

（出所）日本医療バランスト・スコアカード研究学会（2020）BSC導入ワークショップ資料.

うな全体像のなかで，**SWOT分析**[*5]の目的は，現在の組織の状況や立ち位置を客観的に整理し，過去と現在の状況をミッション，ビジョンを追究するために，必要で正確な情報を把握するための作業を行うところにある。

　以下に，SWOT分析の具体的な内容について考察していく。

　SWOT分析では，大きく内部環境と外部環境の2つに分けて分析する。内部環境分析とは，組織内でコントロールできる内部の視点であり，組織風土，経営資源である「ヒト，モノ，カネ，情報」などが一般的である。外部環境分析については，組織でコントロールができない患者ニーズの変化，医療情勢や制度改革（診療報酬の改定など），社会情勢，競合する病院との関係性などが一般的である（図1-2）。

　BSCを作成するにあたっては，SWOT分析とステップ2で説明するクロス分析が第1の重要なポイントになる。現状の正しい把握と課題の適切な認識，ビジョンの理解がないままBSCを作成すると，設定した戦略自体が間違っているという結果に陥ってしまう。したがって，BSCを作っていくうえで，その組織がおかれている現状を適切に把握することが，一番の重要事項になることを押さえておく。

　実際にSWOT分析を経験したことのある医療関係者は多いと思われる。しかし，事前準備をすることなく，ワークショップでSWOT分析を行うと，職員間のコミュニケーションや仲間意識の向上などの側面からは若干の効果はあるが，BSCを作るために必要となる情報を，正しく網羅的に把握することは不可能であると考えてもよい。BSCを担当する事務職員や看護職員などを中心とした事前の準備（分析）が必要不可欠である。

その理由の一例として，今日の外部環境の変化をあげることができる。厚生行政の変化，診療報酬の改定，都道府県による地域医療構想の提示などにより，各医療機関は将来に向けて規模や機能の見直しを迫られており，地域によっては，医療機関同士の再編・ネットワーク化なども進んでいくと考えられる。以前から少子高齢化が指摘されているが，2025年には団塊世代が後期高齢者となり（2025年問題），また2040年には生産年齢人口（15～64歳）が減少に転じること（2040年問題）が予想されているなど，日本はこれまでとはまったく異なる状況になると予測されている。人口が減り，患者も減り，働き手も減るという時代が，目の前に迫ってきているのである。

したがって，今後の医療機関の戦略を検討する場合は，これまでの延長線上で考えることには無理があり危険である。地域の人口動態や競合する医療機関の状況，医療制度の変化などを踏まえながら，規模および機能の転換や，他施設との関係性の再構築など，これまでの延長とはまったく異なる，ダイナミックな視点での検討が必要不可欠になってくる。

こうした状況を把握しないまま，ワークショップに集まった参加者が現状について議論をしようとしても，有意義な議論を進めることは難しい。SWOT分析を効果的に実施するためには，事前の準備はきわめて重要になるのである。事前の準備として，事務職員が中心になって，内部環境と外部環境についてあらかじめ客観的なデータを集めて整理したうえでグループワークを実施するなどの工夫が必要となる。

2　SWOT分析の注意事項

事前の準備の後，実際にSWOT分析を行うわけであるが，特に注意が必要となるポイントが2点ある。

2-1　内部環境と外部環境を正しく区分する

特にグループワークなどでSWOT分析を行う場合，内部環境と外部環境を混同するケースが多々発生する。基本的には，組織内でコントロールできる要素は内部環境，組織内でコントロールできない要素は外部環境と考える。また，組織全体ではなく，部署でSWOT分析を行う場合は，異なる部署の要素は外部環境として整理をしておくべきである。外部環境として整理することにより，ステップ2で行うクロス分析が議論しやすいものとなる。

「強み」ととらえるべきか「弱み」ととらえるべきか判断できないというケースや，強みと弱みの両方に，同じ事象があげられるなどの事例がよくみられる。

　基本的な考え方としては，客観的な事実に基づき，その事象が強みなのか弱みなのかを徹底的に考え抜き，どちらかに収れんさせる。一方で，その判断には「判断軸」が必要となる。

　BSCを作成するためにSWOT分析を行う場合，判断軸を「ミッション，ビジョンの達成」において考える必要がある。すなわち「ミッション，ビジョンの達成」にプラスに作用するのであれば強み，逆であれば弱みと考える。BSCの目的は「ミッション，ビジョンの達成」であり，SWOT分析や，ステップ2以降の作業でも共通であるが，何かの判断に迫られたり課題が生じたりした場合は，原則として「ミッション，ビジョンの達成」という視点に立ち返って判断する。

　上記の考え方でも収れんすることができず，同じ事象が強みと弱みの両方にあがった場合の考え方について考察する。

　多くの場合，とらえ方の問題として整理することで解決できる。すなわち，同じ事象でもAという方向から考えればプラスに働くが，Bという方向から考えればマイナスに働く，というように分解して整理する。たとえば，内部環境で「賃金水準が低い」という事実があった場合，これが強みなのか弱みなのか，様々な見方が可能である。たとえば，「賃金が低いため人件費コストが安く損益採算が良い」と強みとする考え方がある一方で，「人材流失につながっている」と弱みとする考え方もできる。同様に，外部環境で，「診療報酬の改定において急性期機能の報酬が下げられ回復期機能の点数が増加した」という場合なども，「急性期機能の維持」という観点からは脅威である一方で，「回復期機能への転換」という観点からは機会ととらえられる。

　事実を細分化して整理し，影響が片方であれば集約し，両方とも実際の影響として起こりうるのであれば両方に記載をしておけばよい。

3　グループワークのSWOT分析で注意する事項

　以下，特にグループワークを行う場合に注意が必要な点を5点整理しておく。

3-1 ポリティカルパワー（政治的権力）やソーシャルパワー（社会的権力）を排除する

グループワークにおいて，効果を最大限に引き出すためには，参加者がフラットな立場で意見を出し合うことが重要となる。他の発言をすぐに否定する，役職者の顔色をうかがいながら作業する，自由に発言ができないなどの状況では，グループワークの効果を十分に発揮させることが困難となる。このようなことを防止するため，第三者的な立場で関与する**ファシリテーター**[*6]が重要となる。

3-2 SWOT分析はあくまで「現状の客観的な把握」であり，課題の抽出や課題解決のための議論の場ではない

SWOT分析では，まずは現状について客観的，網羅的に整理したいのであり，課題の抽出や解決策の立案はステップ2以降の作業で実施する。グループワークでは話が盛り上がり，課題解決の議論が突然始まることも少なくないが，各論にとらわれると，現状についての全体像を議論，確認できなくなるという事態に陥ってしまう。こうした事態の防止のためにも，ファシリテーターの存在は重要となる。

3-3 SWOT分析を実施する際，検討する順番に注意する

グループワークでSWOT分析を円滑に行っていくには，内部環境の強みと弱み，外部環境の機会と脅威という順番が効果的である。一般的に，トップ・マネジメント（経営者層）およびミドル・マネジメント（中間管理者層）以外の人は，外部環境に詳しくないことが多いため，まずは身近な内部環境から検討したほうが，議論が活発に行われる。また，内部環境でも特に「強み」から検討することが効果的である。「弱み」を最初に検討すると，「あれもダメこれもダメ」と，議論が萎縮するおそれがある。このため，まずは内部環境の強み，そして弱みという順番で検討し，その後，外部環境の機会と脅威を検討するという形がよい。

3-4 意見を書く際は体言止めを避け，「主語＋述語」の短文で記載する

グループワークは多職種による多人数で行うが，体言止めの表現では何を伝えたいのか，何が強みなのか弱みなのか，参加者に正しく伝わらないということがしばしば発生する。他の参加者に自分の意見を正しく伝えるため，意見の記載方法には注意が必要であ

る。

SWOT分析を含め，BSCの作成，さらには戦略策定においては，数学のような絶対的な正解があるわけではない。

考え抜くことは重要であるが，SWOT分析の目的は，前述のとおり，過去と現在を客観的に見ながらの「現状の把握」であり，4つの分類の正確さや厳密さに固執するとうまくいかない。特に，正解のないことを考えることに慣れていない参加者は，正確さや厳密さを求められると発言できなくなってしまう。

以上，SWOT分析のポイントや留意点を整理してきたが，最後にSWOT分析のNG例について検討する。

4　SWOT分析でやってはいけないこと

4-1　事実に基づかない分析

SWOT分析による現状把握は，BSCを作成するうえで最も基礎となる作業である。したがって，事実に基づいて分析することが必須である。当たり前のことではあるが，グループワークで最も陥りやすいミスの一つである。

4-2　準備不足

内部環境，外部環境のいずれについても，事前の準備が不十分で正しいデータが手元にない場合，印象や思い込みなどで事実と異なった議論が進んでいくことがしばしば発生する。SWOT分析は，データの整備など，事前の準備がきわめて重要であることを改めて強調しておきたい。

4-3　とらえ方の誤り

内部環境の事象なのか外部環境の事象なのか，その区分で間違いが発生する。この区分を間違えると，ステップ2で行うクロス分析の検討時に支障が出る（検討しにくくなる）という問題が発生する。

また，出された意見を正しく共有できないという，とらえ方の誤りにも注意が必要である。意見を出す際に，1つの用紙（付箋紙など）に1つの項目を「主語＋述語」で記載する必要性について前述したが，「人件費」や「高額医療機器」など，単語のみを記載した場合，他の参加者が，書いた人の意図や実態と異なるとらえ方をしてしまい，論点がずれるおそれがある。参加者全員が共通認識を形成していくということも，大事である。

4-4 ＳＷＯＴ分析だけで終了しない

SWOT分析では，前述のとおり，様々な考えを表出し発散していくが，これだけでは，ただの事実の羅列であり戦略的要素は存在しない。これらを活用し，課題として集約し，戦略的要素（戦略課題）に仕上げていくのがクロス分析のプロセスである（図1-3）。

初めてSWOT分析を行い，SWOT分析のみで満足してしまうケースもある。確かに，SWOT分析だけでも戦略について考えたという満足感を得ることができるかもしれない。多職種でグループワークを行い，組織の現状について多職種の様々な考えを表出して話し合い，成果物としてSWOT分析の各項に文言も記載されている。

そのため，達成感やコミュニケーションの促進を感じられるが，それだけである。今後，具体的に何を行うのか，何をすべきなのかはわからない。時間の経過とともに，その場限りだったことに気づくのである。

「**発散**[*7]」の後に「**集約**[*8]」が行われなければ，SWOT分析を活用することにならない。

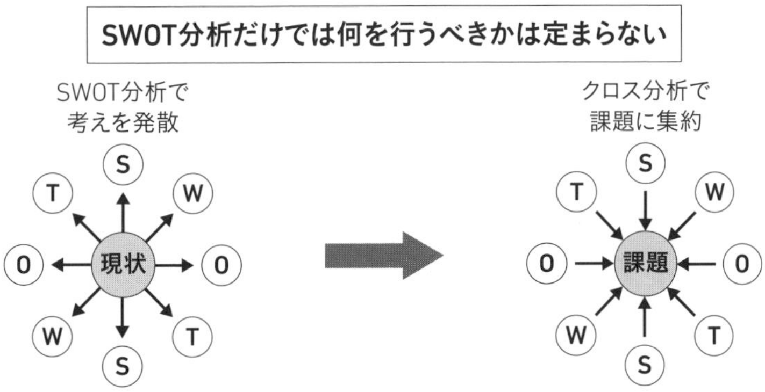

図1-3 ＳＷＯＴ分析とクロス分析の発散と集約

（出所）西谷啓太作成

＊1　ミッション（mission）：「ミッション」とは，組織独特の目標あるいは存在意義をとらえて表現するものである。「ビジョン」とは，管理職，職員，医師，患者およびそのほかのステークホルダー（利害を取引する関係者）が，ミッションや目標を達成しようとしたときに描かれる，こうなりたいと思う具体的なイメージを創造するものであり，近い将来に向けた組織の希望である（Ginter, P.M., Swayne, L.E. and Duncan, W.J., 2002, p.177）。

＊2　ビジョン（vision）：病院職員のベクトルをそろえるためには，当院はなぜ存在しているのか（ミッション），当院はどの方向に進むのか，どのようになりたいのか（ビジョン）といったことを，職員に理解し納得してもらえることが必要である。なぜなら，それがないと職員はどのように組織のなかで仕事をすればよいのかわからないからである。したがって，組織で戦略を策定する前に，ミッションとビジョンを明確にしておくことが求められる。病院のミッションとビジョンが明らかになれば，病院の目標が明確になるので，部門や部署では，病院のミッション・ビジョンと整合性のある部門や部署のビジョンの下に，戦略を立案し，目標に向かって戦略的に動くことができる。

＊3　戦略マップ（strategy map）：キャプランとノートンの最初の論文（Kaplan and Norton,1992）には，戦略マップの概念や説明はない。戦略マップは，1996年の書籍以降の様々な導入経験などから登場し，その後，戦略マップ上の戦略テーマという概念を用いて，因果連鎖について一段と踏み込んだ議論を展開した（Kaplan R.S. and Norton D.P., 2001）。最終的に財務業績の向上につながるロジックに基づいた因果連鎖については，BSCを作成するときにこれを想定したとしても，スコアカードの形式では，4つの視点ごとに戦略目標および尺度の項目を見ただけでは，因果連鎖が必ずしも明確には読み取れない。

　　したがって，キャプランとノートンは，BSCの本質であるにもかかわらず，これまでスコアカードのみでは示すことが困難であった因果連鎖を，戦略マップによってより明確にかつビジュアルに描き出そうとした（長谷川惠一・清水孝，2001）。すなわち，戦略マップを用いることで，因果連鎖を明らかにし，成功のストーリーを確認していくBSCの特徴を，わかりやすく示すことに焦点が置かれていくことがポイントになった。

　　戦略マップは，主要な戦略を可視化したものであり，戦略目標間の「縦の因果関係」によって戦略の道筋を表現するマップといえる。戦略マップには，戦略目標と尺度の組み合わせを，4つの視点にまたがる基本の4つの戦略テーマに沿って配列し，戦略目標間の因果関係を明確に示す役割がある。具体的には，戦略を実行するための焦点の絞られたテーマを「戦略テーマ」という。キャプランとノートンは，①優れた業務を行うこと，②顧客価値を向上させること，③新製品・新サービスによる革新を実現すること，④良き企業市民になること，をあげている。

　　3冊目の書籍『戦略マップ』（Kaplan R.S. and Norton D.P., 2004）では，「戦略は同時進行の補完的な戦略テーマからなる」としている。同時に戦略テーマとは，組織のビジネスモデルの基盤を形成する，主要な高レベルの事業戦略であり，BSCの構築という戦略計画の立案作業の一部をなしている。

　　以上から，実践の経営の道具としては，戦略マップによって，病院の職員やステークホルダーが病院の戦略を理解し，戦略への方向性を理解することで職員のベクトルがそろってくることになる。さらに，それぞれの職員は，戦略の正しい理解に基づいて戦略実行能力が向上する。

＊4　戦略目標（strategic objectives）：戦略目標は，病院の最終目標に到達するまでの戦略というシナリオのなかで，ビジョンを達成するために必要となる一連の戦略の重要構成要素としての目標といえる。

　　ビジョンは，病院のミッションを具体的に，3～5年後にその病院がどのようになっていたいのか，その状態を示したものであり，病院の近い将来の在り方を示したもの。それを戦略上の目標として明らかにしたのが戦略目標である。したがって，ビジョン⇒戦略⇒戦略目標へ落とし込んでいく。戦略目標の目的は，ビジョンを実現するように病院を誘導していくことである。

　　戦略目標は，ある程度数を絞らないと病院としての取り組みを集中できなくなってしまう。なぜなら戦略目標を達成するために，特に重要な要因としての重要成功要因の数が増えてしまい，その成果を測る成果尺度が増えすぎてしまうからであり，最終的にアクション・プランが増えてしまい，BSCがうまく管理できなくなる可能性が高くなるからである。

＊5　SWOT分析：SWOT分析は，病院が置かれている状況分析をより広く行うものであり，組織の内部能力と外部可能性の間の適合性を戦略と関係させて評価するために使用する。

　　一般には，競合分析やシナリオ分析などの競争環境分析から環境分析を別途行うが，BSCを作成する手順として，SWOT分析を主に用いて，病院の内部環境の強みと弱み，外部環境の機会と脅威に分けて分析する。そ

の後，クロス分析での経営課題の抽出，2次元展開法による戦略テーマや戦略結果を明らかにすることで戦略マップを作成していく基礎となる。

SWOT分析は，過去と現在の病院の成果に関する，実際的で潜在的な重要な要因を，トップ・マネジメント（経営者層）やミドル・マネジメント（中間管理職層），あるいはロワー・マネジメント（現場監督者層）によりよく理解させることができる。これらの重要な要因は病院の戦略上の問題となる。

ブレーン・ストーミングの手法からSWOT分析を利用すれば，参加者が本気になって考えることができる。大規模病院はもちろん，中規模以上の病院のトップ・マネジメントやミドル・マネジメント，小規模病院では主だった職員全体でSWOT分析を行うことで，コミュニケーション向上あるいは「気づき」を起こさせる手法として広く利用してきた結果，期待以上の成果が出る。したがって，ミドル・マネジメントがアップ・アンド・ダウンして，病院のビジョンの達成に向けたBSC導入には効果的である。

現在は，病院がその環境に対応するための能力を判断することができるツールとして多く採用されている。

＊6　ファシリテーター：ファシリテーターと司会は異なる。司会は，議論を進める進行役であるので，議論の内容は議論者にゆだねられる。一方，ファシリテーターは，議論で内容を深めたり，広げたりしながら，円滑に進める役割をする人である。もちろん，司会のような進行役の意味もあるが，議論が生産的になるように，中立的な立場から手助けも同時に行う。

具体的には，会議の場やワークショップなどで，発言を促したり，話の流れを整理したり，議論を広げたり，議論を深めたり，参加者の認識の一致を確認したりする行為で介入し，相互理解を促進し，合意形成へ導き，参加者の協働を促進させる役割を担う人のことをいう。

＊7　発散：本稿の中での発散は，「内部にたまったものが外部へ散らばって出ること」であり，物理学や数学での意味とは異なる。

＊8　集約：多くのものを整理して，一つにまとめること。

2 ステップ2　課題の把握と優先順位づけ ：クロス分析と2次元展開法

1　クロス分析

　クロス分析＊（図1-4）では，SWOT分析で行った客観的な現状把握の結果を踏まえ，ミッション，ビジョンの達成のために必要と考えられる課題を抽出する作業を実施する。クロス分析を行ううえでの一番のポイントは，ミッション，ビジョンを達成するために必要な課題（将来に向かって何を行う必要があるのか）を可能な限り「網羅的」に把握することにある。したがって，実行できるかどうかはこの段階では検討せず，「ミッション，ビジョン

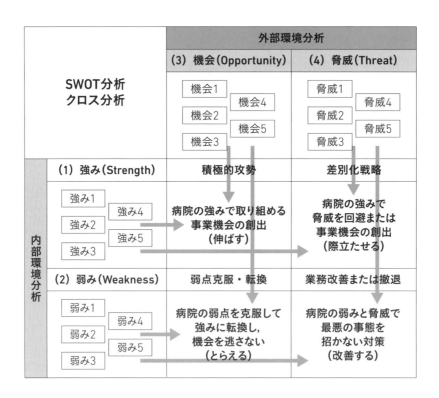

[図1-4　SWOT分析とクロス分析]

（出所）日本医療バランスト・スコアカード研究学会（2020）BSC導入ワークショップ資料.

の実現に必要な事象を出し切る」というスタンスで検討を進める。

　クロス分析の基本は，文字どおり，外部環境の機会と脅威，内部環境の強みと弱みの事象をクロスさせながら，課題を抽出していくという手法である。クロスすることによる区分（セグメント）は「2（機会，脅威）×2（強み，弱み）」の4つになる。

　強みと機会がクロスする区分は，内部の強みを生かしながら外部の機会を取り込むという考え方で，積極的に攻勢をかけるような課題を検討する。一方で，弱みと機会がクロスする区分は，機会を取り込むために弱み改善するという考え方で，弱点克服のための課題を検討する。強みと脅威がクロスする区分は，強みを生かして脅威に立ち向かうという考え方で，競合する医療機関などとの差別化という視点で課題を検討する。最後に，弱みと脅威がクロスする区分は，最悪の事態を避けるという観点から，業務改善または撤退という課題を検討する。

　繰り返しになるが，クロス分析の最大の目的は，ミッション，ビジョン達成のために必要と考えられる「網羅的な課題の把握」にある。クロス分析の4つの区分に沿って課題を検討することにより，課題を漏らさず検討を進めることが可能となる。

　一方で，実際のクロス分析では，必ずしも単純なクロスから課題が抽出されるわけではなく，強み，弱み，機会，脅威が複合的に関連し合って課題が抽出される場合も少なくない。このような場合，クロス分析の4つの区分に合致していないから，その課題は認識しなくてよいというわけではない。クロス分析の4つの区分は，あくまで課題を検討しやすくするための一つの目安ととらえ，4つの区分で課題の検討が終了した後は，その区分にとらわれることなく，「ミッション，ビジョンの追究のために必要な課題が網羅されているか？」「検討すべき課題，今感じている課題などがすべて網羅されているか？」という観点で十分に見直す。

　以下，特にクロス分析でグループワークを行う場合に，注意が必要な3点を考察していきたい。

1-1　SWOT分析の作業と比較して瞬発的な意見が出にくいが，考え抜くことが必要となる

　SWOT分析と比較して，議論を盛り上げていくことが難しく，意見が出にくいことを前提として，参加者の意見をいかに引き出していくかを工夫する。

たとえば，「強み」についての意見であれば，S1，S2……，「弱み」であればW1，W2
……，「機会」であればO1，O2……，「脅威」であればT1，T2……，と番号を振ってお
く。これにより，SWOT分析で出された要素が，どのように課題につながったかを後で確
認でき，課題が検討しやすくなる，検討すべき論点の漏れがなくなるなどの利点がある。
たとえば，「弱み」でW1，W2，W3，W4という4つの現状が抽出された場合，課題の検討
時には，W1に対応する課題が出されているか，W2に対応する課題が出されているかとい
う形で検証していく。

SWOT分析で出された項目すべてについて，課題を出す必要があるということではない
が，番号を振る作業により，格段に意見が出やすく，また検討すべき論点が漏れるリスク
を軽減させることができる。

1-3 クロス分析の作業が「課題の抽出」であることを意識づける

1-1で指摘したとおり，一般的にSWOT分析はクロス分析と比較して意見が出にくいた
め，「課題の抽出」という意識が薄れ，現状を課題として出しSWOT分析の繰り返しにな
るケースが発生しやすい。したがって，「○○ができるような状況にしていきたい」「○○
を今後はすべきだ」「○○ができる状態にしたい」などの考え方で意見を出すように促し
ていくと効果的である。

2 クロス分析の結果とミッション，ビジョン

次に検討することは，出された意見について，改めてミッション，ビジョンとの整合性
を確認することである。出された意見がミッション，ビジョンの達成とベクトルが合って
いるかという視点での確認作業であり，ベクトルが合ってない場合は，クロス分析で出さ
れた課題を見直す必要がある。また，ベクトルと合わない課題が多数出てくる場合は，そ
もそもミッション，ビジョン自体が現状に即していないことが考えられ，ミッション，ビ
ジョンを見直す必要がある。

ミッション，ビジョンとクロス分析で出された課題との整合性の確認は非常に重要な作
業である。特に，医療機関を取り巻く状況が大きく変化している現在，その作業の重要性

が増す。人口構造や疾病構造の変化により，過去10年，20年の経営環境と，これからの10年，20年の経営環境は劇的に変化することが予想される。急性期病院はさらなる再編・集約化が必須となり，回復期リハビリテーション病棟や在宅医療は今以上に充実させていく必要に迫られる。このような状況において，ミッション，ビジョンを開院当初から再検討していない場合，適切な現状認識のもとで出された課題と，ミッション，ビジョンが不整合を起こすことは十分に考えられる。環境の変化が激しい今だからこそ，ミッション，ビジョンと課題の乖離が生じたときに，組織の将来を見すえ，何を優先してどのように考えていくのかという検討は非常に大きな論点となる。

ミッション，ビジョンと，クロス分析で出された課題との整合性を確認したら，次に課題の優先順位をつける。クロス分析での課題の抽出は「網羅性」を重視しており，実現の可能性や効果などについては検討していない。したがって，それらを踏まえた優先順位づけの作業が必要となる。

3　2 次 元 展 開 法 に よ る 経 営 課 題 の 整 理

優先順位づけについては，2次元展開法を用いる。横軸を「重要度」，縦軸を「緊急度」とし，2軸で平面的に整理する考え方である（図1-5）。この考え方で課題を整理すると，基本的には4つのエリアに分けられる。

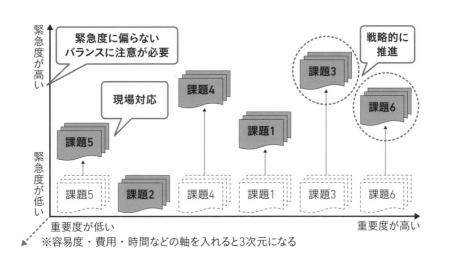

［図1-5　「重要度」と「緊急度」による2次元展開法

（出所）髙橋淑郎作成

重要度が高く緊急度も高いエリア，重要度は高いが緊急度は低いエリア，重要度は低いが緊急度は高いエリア，重要度と緊急度の双方とも低いエリアの4区分である。当然のことながら，重要度が高く緊急度が高いというエリアが，その組織にとって最も重要度の高い課題になる。

　考え方をシンプルにするために，以下，2軸での展開方法について説明する。なお，実際に課題の優先順位づけを検討する場合は，さらに投資額や人的リソースなども踏まえた2軸以上での判断が迫られるケースが多い。

　ここで2次元展開法のポイントを整理する。2次元展開法では，重要度や緊急度について，どのような基準で判断するかが最も重要なポイントであり，その判断の基準は「ミッション，ビジョンの達成」である。すなわち，抽出された経営課題が，ミッション，ビジョンの達成を考えるうえで，「どの程度重要なのか」「どの程度緊急性があるのか」という考え方で整理する。SWOT分析の際の考え方と同様であるが，BSCにおいて何かの判断軸をもって検討しなければいけない要素が発生したら，それらはすべてミッション，ビジョンの達成を拠り所として考えていけばよいのである。

　以下，注意が必要な3点を検討する。

3-1　優先順位を判断する場合，短期的な緊急度にとらわれすぎず，3年程度の中期的な視点で判断する

　2次元展開法では4つのエリアで検討するが，重要度が高く緊急度が高い課題は，当然優先順位の高い課題として認識されるだろう。ここで注意したいのが，重要度は高いが緊急度は低いというエリアの課題の取り扱いについてである。

　ミッション，ビジョンの達成を判断軸として考えた場合，今すぐに行う必要性はないものの，じっくり時間をかけながら検討・対応を進めなければならない重要な課題が存在するケースは多い。このような課題については，組織として優先順位の高い課題として適切に認識しておく必要がある。

3-2　日常的な対応が必要な（現場目線での）細かな課題が，優先順位の高い課題として認識されないように留意する

　優先順位の高い課題として認識する際，その判断軸は「ミッション，ビジョンの達成」であり，組織的に対応が必要な課題とする。一方で，現場の職員でグループワークを行うと，現場の細かな業務について，必要以上に重要度が高いと議論しがちになる。もちろん現場の細かな業務についての重要性は理解できるが，組織全体のBSCを作成するという

観点がずれると，全体像を見失うことにもつながりかねない。

　重要度が低く緊急度が高いエリア，重要度も緊急度も低いエリアの課題については，BSCとの議論とは切り離して現場での対応とするなどの工夫や割り切りが必要となる。

3-3 　2次元展開法を行いながら，課題同士の関連性を検討する

　クロス分析で課題を整理する際，課題があまりに詳細で具体的な場合が多々ある。このような場合，関連する課題を一つのグループとしてまとめ，そのグループ単位で優先順位を検討するとよい。

　たとえば，「地域連携室の人員の拡大」「紹介状のフォーマットの見直し」「院長や事務長による近隣の医療機関へのあいさつ回り」などの経営課題が多数あげられた場合，それらを「地域連携活動の強化」と一つのグループとして考えることができる。

　以上の作業で，現状分析，課題の把握，課題の優先順位づけが終わる。これでBSCを作成するための下準備は完了し，いよいよBSCの作成がスタートする。

＊クロス分析（cross analysis）：クロス分析は，アンケートの集計などに用いられる。クロス分析のクロスとは，いくつかの項目のことを指す。たとえば，性別の項目から男性，年代の項目から20代，住所の項目から京都市，それぞれに該当する人を選び出して，すべてに当てはまる人が影響を受けているものを調べ，その理由は何なのかを分析していくこと。「特定の地域で，どの年代の人が，どのようなランニング・シューズを購入しているか？」「満足の要因は何か」などを分析する。

SWOT分析からのクロス分析は，病院である程度コントロールできる組織の内部環境の強みと弱み，病院ではコントロール不可能な，外部の機会と脅威をマトリックスで考える手法である。BSCでは，S・W・O・T（Strength強み・Weakness弱み・Opportunity機会・Threat脅威）をそれぞれ「クロス」させて分析することを指す。そのクロスは以下のようになる。

　強み × 機会：　当院の強みで取り組める事業機会の創出（伸ばす）
　　　　　　　　強みを生かし，機会を勝ち取るためにどのような方法があるか。
　強み × 脅威：　当院の強みで脅威を回避または事業機会の創出（際立たせる）
　　　　　　　　強みを生かし，脅威をどのように切り抜けるか。
　弱み × 機会：　当院の弱点を克服して強みに転換し，機会を逃さない（とらえる）
　　　　　　　　弱みを補強して，機会を最大化するためにどのような方法があるか。
　弱み × 脅威：　当院の弱みと脅威で最悪の事態を招かない対策（改善する）
　　　　　　　　弱みを踏まえて，脅威による影響をどうすれば最小限に留められるか。

3

ステップ3　戦略マップの作成

　組織のあるべき姿としてのミッション，近い将来なりたい姿としてのビジョンがあり，ステップ1とステップ2で，ミッション，ビジョンとのギャップと，ギャップを埋めるための課題を抽出した。ステップ3では，そのギャップをいかに埋めながらビジョンに到達していくか，そのストーリーを検討していく。つまり，戦略マップを作成するうえでは，下の視点の戦略目標の達成が上の視点の戦略目標の達成を促すという，縦の**因果連鎖***を考えることになる。

　戦略マップを作る際には，ミッション，ビジョン達成のためのストーリー作りであることを常に念頭において作業を進めていく。

　戦略マップ（図1-6）は，戦略テーマ，戦略結果，4つの視点（財務の視点，顧客の視点，業

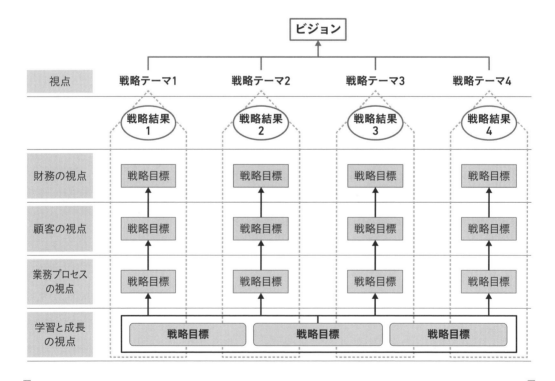

[図1-6　戦略マップのイメージ

（出所）髙橋淑郎作成

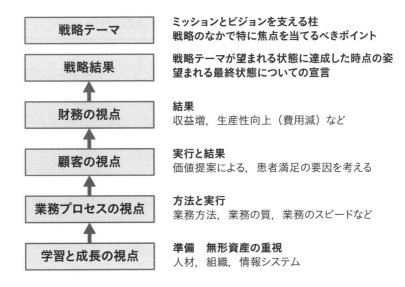

戦略テーマ	ミッションとビジョンを支える柱 戦略のなかで特に焦点を当てるべきポイント
戦略結果	戦略テーマが望まれる状態に達成した時点の姿 望まれる最終状態についての宣言
財務の視点	結果 収益増，生産性向上（費用減）など
顧客の視点	実行と結果 価値提案による，患者満足の要因を考える
業務プロセスの視点	方法と実行 業務方法，業務の質，業務のスピードなど
学習と成長の視点	準備　無形資産の重視 人材，組織，情報システム

[図1-7　戦略マップの構造]

（出所）日本医療バランスト・スコアカード研究学会（2021）BSC導入ワークショップ資料.

務プロセスの視点，学習と成長の視点）の3つに分解することができる。戦略マップを作成する際の検討の順番もこのとおりである（図1-7）（第3章 Q.1・2参照）。

　以下，戦略テーマ，戦略結果，4つの視点のそれぞれについて，その内容や考え方，検討時のポイントなどを整理する。

1　戦略テーマの絞り込み

　最初に検討するのが戦略テーマである。戦略テーマは，ミッション，ビジョンを達成していくうえで特に焦点を当て，重点的に取り組む領域を明示したものである。戦略テーマを明確にすることにより，ビジョンを達成するうえでの重点となる領域が明確になるため，ストーリー（戦略）がぶれないで，見る人がそのストーリー（戦略）を容易に理解することできる。

　戦略テーマでは，ステップ2の作業で行った，2次元展開法の優先順位が高いとされた経営課題を中心に検討する。したがって，重要度が高く緊急度が高いエリア，重要度が高く緊急度が低いエリアの2つのエリアを中心に検討することになる。

　優先順位の検討の際，緊急性に過度にとらわれることがないよう注意することを説明した。戦略テーマを設定するときも同様である。

戦略テーマは，一般的に「短期的な価値の提案」「中期的な価値の提案」「長期的な価値の提案」という形で，短期，中期，長期についてバランスよく設定する必要がある。短期的な視点だけでは，組織の継続的な発展，そしてミッション，ビジョンの追究につながらないからである。戦略マップは，通常3年程度のスパンで実現を目指すものである。したがって，重要度が高く緊急度が高いエリア，重要度が高く緊急度が低いエリアの2つのエリアを中心に短期，中期，長期のバランスを考えて設定する。

　なお，戦略テーマは3～4程度設定することが望ましい。多すぎても少なすぎても，ミッション，ビジョンの実現のための焦点がぼやけるからである（第3章Q.10参照）。

2　戦 略 結 果 の 検 討・短 く 文 書 化

　戦略テーマを設定したら，次に検討するのが戦略結果である。戦略結果とは，戦略テーマが実現・達成できたときの具体的な姿や状況を文章で表したものであり，戦略テーマごとに検討し短く文書化する。

　なぜ戦略結果が必要なのか。それは，戦略テーマは多くの場合，抽象的であり，読み手によって解釈が分かれるケースがあり，戦略テーマだけでは，理事長や院長経営者の病院経営に対する思いが正しく伝わらない可能性があるからである。

　たとえば，急性期病院で戦略テーマが「がん患者への対応力の強化」であったとする。この戦略テーマが実現されたときの姿として，医師の充足や技術の向上を図りながら手術件数が増加している状況を考えることができる。一方で，今日のような外部環境の変化が激しい状況で，医師の充足は実質的に不可能であり，また手術を受ける患者は近隣の大病院に流出しているという場合では，その後方支援としての受け入れ態勢の強化を，この戦略テーマのゴールとして考えることもできる。

　また，別の事例で，急性期病院で戦略テーマが「地域医療への貢献」であったとする。これまでどおり，高度医療や急性期機能を維持・向上させ，地域住民に提供することで，地域医療に貢献するという考え方もあるだろう。一方で，人口減少や高齢化の進展，地域のニーズの変化などに対応して「急性期機能から回復期機能などへの一部機能の転換」などを，この戦略テーマのゴールとして考えることもできる。

　すなわち，外部環境の変化が激しい今日，これまでの延長線上で考えることはできず，戦略テーマの文言だけでは正しいゴールの状況が共有されないのである。戦略マップは組織の戦略を明確に示し，職員のベクトルを合わせるためのツールである。当然，目指すべ

き姿，ゴールを明確にしておくことが必要不可欠であり，そのために戦略結果は重要な検討ポイントとなる（第3章Q.11参照）。

3　4つの視点で，戦略テーマに沿った戦略マップの作成

　戦略テーマが決まり，そしてその達成状況を表す戦略結果が整理されたら，次は4つの視点（そのときの注意点は，病院全体の戦略マップを意識したうえで，各戦略マップを考えることである。図1-8参照）で，どのようにして戦略テーマを実現していくかについてのストーリーを検討する。ストーリーは，戦略テーマごとに検討することが必要である。

　4つの視点ごとに戦略目標を設定していく作業では，それぞれの視点の因果連鎖やストーリーを意識して整理することが重要となる。

　以下，4つの視点において，戦略目標を検討するうえでのポイントを整理する。

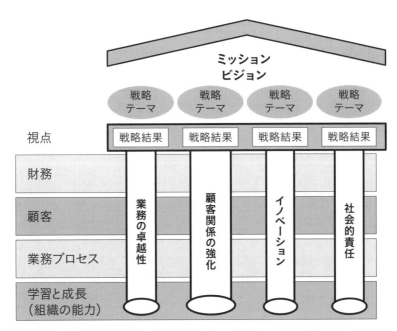

- 戦略テーマは，ミッションとビジョンを支える柱である
- 戦略結果は戦略の差別化を行う
- 戦略結果の明示でベクトルをそろえる

[図1-8　戦略マップの全体構造図]

（出所）髙橋淑郎作成

23

3-1 　学習と成長の視点

「学習」や「成長」など，人材に着目する視点として検討されるケースが多い。もちろん，人材に関する内容を検討する必要はあるが，人材だけでは検討の論点としては不足している。戦略テーマごとに，その達成のための「準備段階」ととらえ，人材以外にも組織や情報システムなどを含めた無形資産全体として検討する。

3-2 　業務プロセスの視点

　戦略テーマを達成するために，日常の業務プロセスをどのよう改善していく必要があるのかという観点から，検討を進める。この視点でのポイントは，戦略テーマの達成や，「顧客の視点」の戦略目標を意識する，すなわちストーリーを強く意識することである。

　また，現場の業務内容が中心となるため，各論での議論になりがちである。各論での議論が行きすぎると，ストーリーの全体像がぼやけ，全体のストーリーを無視した，単なる業務改善を目的とした検討に陥るというリスクがあるため注意が必要である。

3-3 　顧客の視点

　この視点で最も重要な検討ポイントは，「その戦略テーマで意識している顧客は誰か」いう点である。「顧客＝患者」という単純な発想に陥りがちであるが，顧客は様々存在する。

　たとえば，地域連携で考えたとき，患者はもちろんのこと，地域の開業医，近隣の急性期病院，退院先の後方支援施設など，顧客となりうる対象は様々である。したがって，初めに，その戦略テーマで意識している顧客は誰なのか，すなわち，誰に優れたサービスを提供したいのかという「誰」を定義する。この作業をおろそかにすると，戦略達成のためのベクトルがずれていくことにもなりかねない。

3-4 　財務の視点

　すべての活動の結果が帰着する部分である。

　ここでよく起こる議論として，「病院は営利を目的としているわけではないので，「財務の視点」と「顧客の視点」の順番を入れ替え，「顧客の視点」を最上位にもっていきたい」があるが，これはお勧めできない。

「財務の視点」が最上位にあるからといって，財務を最終目的と考えているわけではない。あくまでもミッション，ビジョンの達成が最上位の目的なのである。「財務の視点」

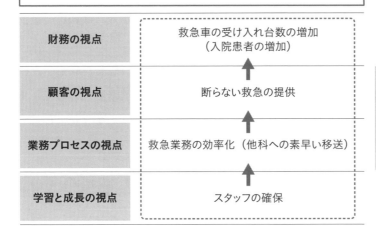

【戦略テーマ】救急を強化する

【戦略結果】
診療科間の連携を強化し，救急業務を効率化することにより，救急の断り件数を昨年比で30％減少させる

財務の視点	救急車の受け入れ台数の増加 （入院患者の増加）
顧客の視点	断らない救急の提供
業務プロセスの視点	救急業務の効率化（他科への素早い移送）
学習と成長の視点	スタッフの確保

戦略結果を実現するためのストーリーとしてまとめる。
それがその戦略テーマを通じて，ビジョンの達成につながる

[**図1-9　戦略マップ作成時のイメージ**]

(出所)日本医療バランスト・スコアカード研究学会（2020）BSC導入ワークショップ資料.

が一番上にあるのは，因果連鎖やストーリーの順番で考えると，それが最も自然（スムーズな流れ）だからであり，また次年度とのつながりを考慮したからである。すなわち，「学習と成長の視点」で準備し，準備を踏まえて「業務プロセスの視点」で業務を改善し，その結果，「顧客の視点」での優れたサービス提供につながり，結果的に財務に好影響をもたらすという考え方である。さらに，その財務の結果を踏まえて，翌年の「学習と成長の視点」の準備のために投資を行うという形で，翌年以降にもストーリーをつなげることが可能になる。

　以上，因果連鎖やストーリーを意識すると，「財務の視点」が一番上にあることが望ましいことが理解できる（図1-9）（第3章 Q.12参照）。

4　戦略マップ作成のポイント

　4つの視点の最後のポイントとして，戦略マップを作成する際，どこの視点の戦略目標から検討することが望ましいかについて説明する。

　参加者がイメージしやすい「業務プロセスの視点」か「顧客の視点」から検討すること

が一般的なので，どちらから検討をスタートするかについて説明する。

4-1 ▶ 「業務プロセスの視点」から検討する場合の考え方

戦略テーマと戦略結果で目指すべきゴールは明確になっている。それを実現するために，業務プロセスをどのように変えていく必要があるのかということから，最初に「業務プロセスの視点」の戦略目標を考えるのである。

「業務プロセスの視点」の戦略目標が設定されたら，その視点の戦略目標を達成するためにはどのような準備が必要になるかについて「学習と成長の視点」の戦略目標を考え，また，「業務プロセスの視点」の戦略目標が達成されることにより，どのようなサービスを提供したいのかを「顧客の視点」の戦略目標で考えればよい。

4-2 ▶ 「顧客の視点」から検討する場合の考え方

この場合も基本的には同じである。戦略テーマと戦略結果で目指すべきゴールは明確になっている。そのゴールを実現するためには，顧客にどのようなサービスを提供する必要があるのかという観点から，最初に「顧客の視点」の戦略目標を考えるのである。

その後，「顧客の視点」の戦略目標の達成のためには，どのように日常の業務を見直す必要があるのかという観点から，「業務プロセスの視点」の戦略目標を検討し，「業務プロセスの視点」の戦略目標を実現するために，「学習と成長の視点」でどのような準備が必要かを考えればよい。

戦略マップの作成で最も重要なのは，ミッション，ビジョン達成のためのストーリー作りである。戦略テーマでミッション，ビジョン達成のための重点となる領域を明確にし，戦略結果で戦略テーマのゴールの姿を具体化し，4つの視点でそのゴールの姿にどのようなストーリーで到達するかを検討する。

戦略マップは，「ミッション，ビジョン達成のためのストーリー作り」ということを常に念頭におきながら検討する必要がある（第3章 Q.8参照）。

＊因果連鎖：因果連鎖という考え方は，BSCの特徴であり，統計学的な厳密なものではない。BSCでの因果連鎖には，4つの視点間の因果連鎖とパフォーマンス・ドライバー（先行指標）と成果（遅行指標）との因果連鎖などがある。

　すなわち，キャプランとノートン（Kaplan, R.S. and Norton, D.P., 1996b）が想定した因果連鎖は，原則として，組織の「学習と成長の視点」での指標→「業務プロセスの視点」での指標→「顧客の視点」での指標→「財務の視点」での指標という順に，下の戦略目標の達成が上の戦略目標の達成を促すことを指標で示したのであ

る。つまり，組織の学習と成長に関する指標が，業務プロセスに関する指標の業績改善や向上要因になり，業務プロセスに関する指標が，顧客の視点の指標の業績改善や向上要因になり，顧客の視点の指標が，財務指標の向上要因になるという因果連鎖である。これを「縦の因果連鎖」と呼ぶ（清水孝，1998, pp.61-68）。

　優れたBSCでは，たとえば，戦略マップでは，業績評価指標である遅行（結果）指標と業績向上要因であるパフォーマンス・ドライバー（先行指標）を組み合わせて使用している。各視点の戦略目標ごとに，先行指標と遅行指標があり，「縦の因果連鎖」を考えることで，因果連鎖で成功のストーリーが共有されることになる。

　なお，スコアカードには，「戦略目標」「重要成功要因」「先行指標」「遅行（結果）指標」「目標値」「アクション・プラン」という要素を4つの視点に置かれ，横にも因果連鎖がある。これを「横の目的手段関係」（長谷川恵一，2002, p.71）と呼び，基本構造ができる。スコアカードは，「縦の因果連鎖」を意識しながら，戦略目標をいかに達成したかを測定し，評価するかという「横の目的手段関係」を理解して使用することが肝要である。

4

ステップ4　スコアカードの作成

　ステップ3の戦略マップによって，ミッション，ビジョン達成のためのストーリーが明確になった。スコアカード（図1-10）では，そのストーリーを実行していくための計画を作成する（第2章 障害6参照）。

　戦略マップによって，多くの職員にとってわかりやすく，またベクトルを合わせやすい戦略を描くことができたが，戦略を作成するだけでは意味がなく，それを確実に実行につなげていく必要がある。その実行につなげるためのツールがスコアカードである（第3章Q.3参照）。

　戦略の立案と実行を1セットで考えなくてはいけないように，戦略マップとスコアカードも一体として考えていく必要がある（図1-11）。戦略マップだけ，あるいはスコアカードだけというBSCは，原則的に存在しない。

　スコアカードは，戦略テーマ別に作成をすることを推奨する。したがって，戦略テーマ

	戦略目標	重要成功要因	結果指標	現状値	目標値	アクション・プラン
財務の視点	戦略結果／戦略目標	重要成功要因	指標			
顧客の視点	戦略目標	重要成功要因	指標			
業務プロセスの視点	戦略目標	重要成功要因 重要成功要因 重要成功要因	指標 指標 指標			
学習と成長の視点	戦略目標	重要成功要因 重要成功要因	指標 指標			

図1-10　スコアカードのイメージ

（出所）髙橋淑郎作成

28

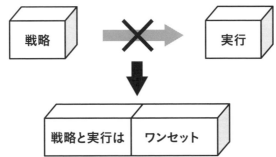

戦略の策定と実行は分断しない

第1章

ヘルスケアBSC（HBSC）の作成の標準化に向けて

図 1-11　戦略の策定と実行

（出所）髙橋淑郎作成

が4つ設定されている戦略マップであれば，スコアカードは4枚になり，戦略テーマが3つであればスコアカードは3枚になる。スコアカードは，戦略マップから単純に転載される「戦略目標」，戦略目標を達成するうえで最も重要な要因である「**重要成功要因*1**」，重要成功要因の達成を継続的にモニタリングするための「尺度」である指標と「目標値」，目標値を達成するために具体的に行う「**アクション・プラン*2**」という要素に分解できる。

　以下，スコアカードの作成について説明するが，スコアカードを作成する際に最も基本となる考え方が，スコアカードは「横の目的手段関係」を表しているという点である。すなわち，「スコアカードの一番左側に示されている戦略目標と，一番右に示されているアクション・プランが，目的と手段の関係になっているか」という点である。戦略目標を実現するための具体的な手段がアクション・プランとなっているか，逆に，その手段，すなわちアクション・プランの実行が目的，つまり戦略目標の達成につながっているかを常に意識しながら作業を進めるということである（図1-12）。

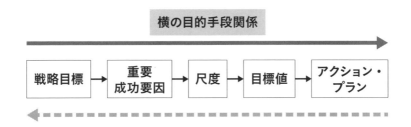

図 1-12　スコアカードの「横の目的手段関係」

（出所）日本医療バランスト・スコアカード研究学会（2020）BSC導入ワークショップ資料.

この点を常に意識しながらスコアカードを作成していくが，スコアカードを作成・検討する際の，実務上のポイントを2点整理しておきたい（第3章 Q.3・4参照）。

1 重要成功要因の徹底的な洗い出し

1点目は，重要成功要因を「考え抜く」ことの重要性である。重要成功要因は，スコアカードを作成するうえでの要諦といっても過言ではない。重要成功要因とは，それぞれの戦略目標に対して，その戦略目標を達成していくうえで必要となる要因のうち，最も重要な要因をいう（第3章 Q.13参照）。

重要成功要因の選択について，検査部でBSCを作成するというケースで説明する（図1-13）。たとえば，「顧客の視点」の戦略目標に，「快適な採血の提供」という戦略目標があったとする。快適な採血を提供するために，検査部の目線で考えられる要因は複数あるのではないだろうか。

たとえば「やり直しのない採血」という要因もあるだろう。そのほかにも「採血の意味の説明がある」「待ち時間が短い」「待合室がきれい」「検査結果までの時間短縮」など，多くの要因が思い浮かぶ。このように，戦略目標の達成のために必要と考えられる要因は複数存在することが多く，そのなかで最も重要なものを重要成功要因とする。

では，なぜ重要成功要因が，スコアカードを作成していくうえで要諦となる要素なのだ

戦略目標	重要成功要因の洗い出し
快適な採血の提供	◉ 痛くない採血 ● 採血の意味の説明がある ◉ 待ち時間が短い ● 検査結果までの時間短縮 ● 待合室がきれい ● 順番が守られる ● 接遇がしっかりしている ◉ やり直しのない採血 ● 単純なミスが起こらない ● 検体検査時間の短縮

図1-13 重要成功要因の選択

（出所）日本医療バランスト・スコアカード研究学会（2020）BSC導入ワークショップ資料をもとに作成.

ろうか。それは，重要成功要因の設定次第で，目的に対する手段が異なってくるからである。

　前述の事例で考えてみたい。検査部のBSCで「快適な採血の提供」という戦略目標があり，その重要成功要因として「やり直しのない採血」が選ばれた場合，やり直さずに採血を行うためのアクション・プランはどのようなものになるだろうか。おそらく，「検査技師のトレーニング」などが想定されるだろう。ここで，スコアカードの基本である「横の目的手段関係」に立ち返って確認をしてみたい。この場合，「快適な採血の提供」という目的があり，その目的を果たすための手段が「検査技師のトレーニング」になる。

　一方で，「やり直しのない採血」とは異なる重要成功要因（図1-14），たとえば「待ち時間が短い」という重要成功要因が選ばれた場合，それを実現するためのアクション・プランは「検査受付時間と方法の見直し」などが候補として考えられる。

　この場合も，スコアカードの基本である「横の目的手段関係」に立ち返って確認してみたい。「快適な採血の提供」という目的は同じであるが，その目的を果たすための手段が「検査受付時間と方法の見直し」になり，重要成功要因の設定次第で，同じ目的に対する手段が異なってくる。

　したがって，スコアカードを作成する際には，重要成功要因を徹底的に議論しつくすことが重要なポイントとなる。スコアカードを作成する際，わかりやすさから，具体的な尺度やアクション・プランを先行して選びがちであるが，重要成功要因の重要性を正しく認識し，重要成功要因について十分に議論し，吟味しつくすことが重要となる（第3章 Q.13参照）。

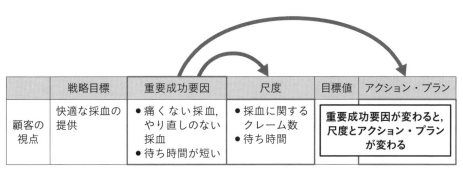

	戦略目標	重要成功要因	尺度	目標値	アクション・プラン
顧客の視点	快適な採血の提供	●痛くない採血，やり直しのない採血 ●待ち時間が短い	●採血に関するクレーム数 ●待ち時間	重要成功要因が変わると，尺度とアクション・プランが変わる	

戦略から，戦略を実現するための要因を探し出し，行動計画を立て，その達成度を
測る指標とその目標値を決定する
**重要成功要因の選定の際に「検査結果までの時間の短縮」と決まれば，違った成果尺
度とアクション・プランが作られる**

図1-14　重要成功要因が変わると尺度とアクション・プランが変わる

（出所）日本医療バランスト・スコアカード研究学会（2020）BSC導入ワークショップ資料を髙橋が修正.

2点目が尺度（指標）の設定についてである。どのような考え方で尺度を選ぶかという側面と，尺度に対する目標値をどのような考えで設定したらよいかという，2つの側面から検討してみたい（第2章 障害8参照）。

2-1 どのような考え方で尺度を選ぶか

■ 2-1-1 妥当性

まずは，その重要成功要因の達成状況をモニタリングするのに，その尺度が「妥当であるか」という点である。当たり前のことであるが，意外にも，この妥当性が無視されるケースは少なくない。

妥当性の低い尺度が採用される場合とは，どのようなケースが考えられるのだろうか。一つの指摘として，現在の医療業界には多くの指標にあふれており，尺度の候補となりうる数値が氾濫しているという点があげられる。病院独自の統計資料から，全国で統一されているDPC（診断群分類）データ，毎年提出が求められている病床機能報告制度のデータなど，多種多様なデータがある。これだけ多様なデータがあるため，議論し検討すれば，妥当性の高い指標を選び出すことは可能である。一方で，データが多くありすぎるがゆえに，きちんと議論・検討しないまま，安易に指標を選択するということもありうる。

尺度は，重要成功要因の達成状況を継続的にモニタリングするための指標である。その本質を正しく理解し，尺度として何を選択することが最も妥当なのかを吟味する必要がある。

■ 2-1-2 信頼性

重要成功要因の達成状況を継続的にモニタリングするわけであるから，当然，信頼性のあるデータでなくてはならない。算定式が明確に定義されており，その定義に従って継続的に正しくデータがとれるかを確認し，検討する。

特に注意が必要なのが，院内の独自の統計データである。DPCや診療報酬に関連するデータは，定義が明確に定められており，同じ方法で指標が算出されるが，院内独自の統計データは，年度や月によってデータのとり方が変わっているという事例もしばしば目にする。院内独自の統計データを使う場合などは，スコアカードの尺度の欄の横や備考欄などに，尺度を算出するための定義を記載するなどの工夫が有効といえる。

　目標値は，若干ストレッチをした（背伸びした）水準で設定するとよい。「若干ストレッチした」というのは曖昧な表現であり，正確な説明が難しいが，達成が容易すぎる目標値でも，達成が難しい目標値でも，目標値として有効に機能しない。「少し頑張ることによって，その目標値が達成できる」という絶妙なラインを設定することが望ましい。

　また，極端な目標値にならないよう注意する。たとえば，0％や100％が最も望ましい水準かといえば，そうではない尺度も多数存在する。たとえば，インシデントの報告が常に0件という状態は，本当に好ましい状態だろうか。逆に，職員間で共有するために，現状よりインシデントの件数が増えるという目標のほうがよいのではないかなどの議論である（第3章 Q.20〜22参照）。

　冒頭の繰り返しになるが，スコアカードの作成では，「横の目的手段関係」が重要なキーワードであり，常に目的と手段の関係を問い続けながら作業することがポイントとなる。

＊1　重要成功要因（critical success factor）：重要成功要因とは，戦略目標を達成するための，様々な要因のなかから，特に重要なものをいくつか選び出した要因をいう。

＊2　アクション・プラン（action plan）：戦略マップでは，戦略はいくつかの戦略テーマに区分されたなかで，4つの視点で戦略目標を配置し，その戦略目標の「縦の因果連鎖」を考える。それをもとにしてスコアカードで，「戦略目標」「重要成功要因」「パフォーマンス・ドライバー（先行指標）」，成果を示す「遅行指標」に落とし込む。それらを関係づけながら，どのように実行していくかを，アクション・プランで具体的に重要成功要因を達成するには何を行い，どのような指標で測定し，評価していくかを示すことで，「横の目的手段関係」を明らかにすることができる。
　この一連の流れのなかで，アクション・プランは，戦略目標を達成するための具体的な行動を示す。特に，ヒト・モノ・カネ・日程，責任者などを意識して作成したものが実践的になる。

5

BSC作成後の検証

BSCの作成に関する一連のステップについて説明してきたが，最後に，これまで作成したBSCが，実際に戦略経営のツールとして活用できるものどうか，作成後の検証やチェック方法のポイントを説明する。

組織としてのミッション，ビジョンが明確に定められているか

BSCは，ミッション，ビジョンの達成のために作成し使用する戦略経営のツールであり，作成の途中で判断に迷った際にはミッション，ビジョンが拠り所となる。したがって，初めにミッション，ビジョンが明確に定義されているかを確認する。また，外部環境の変化が激しい今日においては，SWOT分析，クロス分析を行った時点で，ミッション，ビジョンを再確認する必要があるといえる。

戦略マップにおいて，戦略テーマと戦略結果が適切に設定されているか

戦略テーマは，ビジョンを達成するために，組織的に取り組む重点となる領域である。ビジョンの達成のための重点となる領域として適切か，確認しておく。

また，戦略テーマごとに戦略結果が適切に表現されているかについても検討する。ポイントは，戦略テーマが達成されたときの状態が，読み手によって解釈が分かれることなく，同じ共通認識でイメージできるかどうかという点である。

4つの視点のストーリーを確認する

戦略テーマ，戦略結果を確認したら，次は4つの視点のストーリーを確認する。戦略マップは，ビジョンの達成のためのストーリーを，因果関係を意識しながら整理したものである。ビジョン達成のための因果連鎖や，そのストーリーが違和感なく明快で，誰が見てもわかりやすくシンプルに描かれているかを確認する。

以上が戦略マップの検証となる。

スコアカードを検証する

スコアカードの基本は「横の目的手段関係」である。目的（戦略目標）と手段（アクション・プラン）の関係が適切で違和感がないかを確認する。

また，重要成功要因の確認も忘れてはいけない。重要成功要因をどのように設定するかで，同じ目的に対して実施する手段が異なってくるため，重要成功要因が十分に検討されているかについても検証する。

作成プロセスを検証する

作成プロセスの全体を通じて，トップ・マネジメント（経営者層）と現場の職員とが適切にコミュニケーションをとり，お互いに納得しながら作成していたかについても検証する。

BSCはトップ・マネジメントの経営ツールである。一方で，トップ・マネジメントの思いを踏まえて，具体的なアクション・プランは現場の職員が考えるという**ボトムアップ***の考え方も内包している。したがって，トップダウンとボトムアップが機能する形でBSCを作成したかについても，BSCの実効性を考えていくうえで重要な論点となる。

以上が，標準的なBSCの作成方法である。それを病院版のヘルスケアBSC（healthcare balanced scorecard, HBSC）へ展開する方法を示した。

人間の命や健康を守る病院でのBSCの導入は，原則として企業のBSCに準じるが，BSCを作る側だけでなく，BSCを指導する側が医療について理解していないと，正しく医療BSC（HBSC）を作ることは難しくなるので，指導を受ける場合には注意が必要となる。ただし，医療をわかっているからといって，BSCの理論を正しく理解していることにはならないので，この点にも留意したい（第3章Q.24参照）。

*ボトムアップ・アプローチ（bottom-up approach）：ボトムアップとは，病院のロワー（現場管理者層）職員の提案を上層部が吸い上げることで意思決定をするスタイルを指す。現場で実際に動く職員の現状や意見を反映できるので，現場感覚のある意思決定ができるという特徴がある。

第 **2** 章

ヘルスケア
BSC（HBSC）
作成・運用時の
課題解決に向けて

1 ┃ BSC作成時の12の障害とその解決

　BSC導入・作成の後，多くの病院で課題となるのが，運用である。第2章では最初に，BSCを作成しようとする病院で典型的に起こる障害と，それを克服するためのヒントを示す。その後，病院内でスムーズに運用するための勘所を整理する。

　BSCを病院など医療機関で導入するうえで様々な仕組みがあるが，多くの場合はいくつかのパターンに分けられる。

　最も多いのが，病院のミドル・マネジメント（中間管理職層）以上の全職種を集合させ，外部（日本医療バランスト・スコアカード研究学会など）の講師を招いてBSCの理論や総論の勉強会を開催し，その前後で，病院の理事長や院長が，「本院でBSCを導入する」と宣言するという，キックオフ大会（大きなプロジェクトがスタートするときに開催される職員を集める大会）を用意してスタートするパターンである。

　その後，BSC導入ワークショップを開催し，ミドル・マネジメント以上の職員がBSCを作成し，実際にBSCをいかに作るかを体験していく。

　山形県立の4病院では，病院事業局の肝いりで，トップ・マネジメントと中堅を集めて講演形式のBSC研修会をそれぞれ行った後に，毎年，1泊2日の合宿に各病院のトップ・マネジメントからミドル・マネジメントまで参加してBSC導入ワークショップを行ったことで，各病院にBSCが浸透していく基盤が作られた。そのうえで毎年1回，病院BSCの専門家によるBSCの出張相談会を，各病院にて半日から1日かけて行うことで，各病院のBSCを進歩，定着させていった。

　さらに病院によっては，新任のミドル・マネジメント以上の役職者のBSC研修のために，日本医療バランスト・スコアカード研究学会主催のBSC導入ワークショップに，チームで参加させることもあった。

　また，札幌の渓仁会グループでは，全職員を大会場に集めたBSC研修会を2回開催し，CEO（最高責任者）が今後，BSCを活用するというキックオフ宣言をした。その後，札幌コンベンションセンターで16チームからなるワークショップを行い，その翌年，BSCの専門家が各施設を訪問して，現場で問題を解決していく相談会を行った。このように，ステ

【障害1】	BSCの作成を目的化してしまう障害
【障害2】	運用できないBSCを作成してしまう障害
【障害3】	BSCを形式的に導入して失敗に陥る障害
【障害4】	適切な経営課題と戦略目標の因果連鎖が考えられない障害
【障害5】	戦略マップ作成時のコミュニケーションの障害
【障害6】	スコアカードで，戦略目標と重要成功要因，アクション・プランに関連性をもたせられない障害
【障害7】	病院全体の戦略マップとスコアカードがカスケードできない障害
【障害8】	尺度の妥当な数とモニタリングに関する障害
【障害9】	BSC作成時の禁じ手① テンプレートをまねた表面的なBSCを作成してはいけない
【障害10】	BSC作成時の禁じ手② クローズドなBSCを作成してはいけない
【障害11】	目標管理を導入している病院でのBSC作成時の障害
【障害12】	BSCを日本医療機能評価機構の認定準備ツールにするという障害

[**表2-1　抽出したBSC作成時の12の障害**

（出所）髙橋淑郎作成

ップを踏んで導入していくことが望ましい。

　しかしながら，病院内にBSCを教育する仕組みが整備されていないと，継続したBSCの研修が行えない。運用では，病院の組織力がないと，戦略マップを使用して成功のストーリーを議論・検証することや，スコアカードに適切な指標を選択し，数値を入れて実績を管理することができない。

　以下に，病院でBSCを作成するときに生じる【障害】（表2-1）をまとめ，その【解決策】を示す。

障害 1 ▶ BSCの作成を目的化してしまう障害

　BSC導入の最初に，専門家を招いてワークショップを行っても，その後，専門家が継続的に関与しない場合，「BSCを作る」ことが病院で目的化してしまうという障害がよくみられる。それは，導入後1年程度は専門家が入らないと，BSCの理解不足や経験不足から，BSCの作成段階で試行錯誤する時間と労力がかかり，職員に過度な負担がかかるからである。

　時間と労力をかけてBSCを作っているうちに，「BSCを何のために導入するのか」という目的を見失い，そこで力尽きてしまうのである。なぜ，このような状況に陥るのか。それには以下のことが考えられる。

　①BSC（キャプランとノートン）の書籍を読んでも，現場で応用できない

②専門家に指導を依頼すると予算をオーバーするという思い込みがある

③院内に正しく指導できる専門家が少ない

④BSCの見た目をきれいに整えることに労力を費やしている（BSCを浅く理解しただけで「BSCを作ること」を目的とする場合に起こりがちである）

BSCの本来の目的は，病院の**ミッション**（→p.12），**ビジョン**（→p.12）を達成することであり，BSCは，トップ・マネジメント（経営者層）の意向を理解して，ミドル・マネジメント（中間管理職層）以上が納得し同意できるような病院の経営戦略を策定し，確実に実行・達成し，組織の変革を継続的に行っていくための手段である。しかし，全員が納得するように作ることがBSCの目的になると，多くの経営課題を詰め込んでしまい，重要成功要因が絞り込めず，結果として尺度が増えすぎることや，重要成功要因と無関係な，あるいは実行不可能なアクション・プランが設定されるなど，形だけ整ったものになってしまう。このため，BSCが構築されても，実際には運用できないという状況に陥るのである。

このような状況は，院長がBSCの成功例を見聞きし，何も下準備しないでBSCを作成するように指示した場合や，事務職員だけでBSCを作成し，臨床系の医療従事者が関与していない場合などによくみられる。

また，こうして作成されたBSCを無理に運用しようとすると，データ収集などの負担が大きくなり，管理コストも大きくなってしまう。さらに，病院全体のBSCが機能しないなかでこれを部門展開しようとすると，部門のBSC作成に時間と労力がより多くかかってしまい，「やらされ感」をもつことにもつながる。

一方で，すでにある程度BSCを活用してきた病院であっても，導入時に熱心に取り組んでいた職員の配置換えや定年退職で担当者が不在となり，BSCへの熱意が冷め，その結果，BSCが定型化された枠組みになるということもある。そのうえで従来の方法を惰性で何も考えず続けていると，項目やデータを当てはめるだけ，となってしまう。

【解決策】
　理事長や院長のBSCの理解と継続的な支援を受けられる仕組みを作る。「BSCは，必ず役に立つ」という信念をもった院長，事務長，看護部長が積極的に関与することが，この障害を乗り越えるには必須である。

障害 **2** 〉 運用できないBSCを作成してしまう障害

　BSCを運用するには，キャプランとノートンが示したように，戦略管理室の設置，あるいは全体の調整役（取りまとめ役），個別のアクション・プランを実施する責任部署の明確化が必要となる。

　BSCを作成したにもかかわらず運用されていない事例として多いのは，BSC全体の調整役やアクション・プランの実施にあたっての責任部署が明確にされていないという場合である。戦略マップを作成し，スコアカードでアクション・プランを明確にしても，実際にどの部署が責任をもって実施していくかを明確にしなければ，作成して終わりになってしまい，具体的な行動にまでは結びつきにくい。

　また，アクション・プランの担当部署を明確にしただけでは不十分であり，全体の調整役の存在も重要となってくる。アクション・プラン別に担当部署を決めるだけでは，その進捗状況や課題などを病院全体の観点から取りまとめ，フィードバックしていくための仕組みは完成しない。その結果，各部署での取り組みや課題が病院全体で共有されず，うやむやのうちに活動が収縮するという事態が危惧される。

【解決策】

　キャプランとノートンがいうように，戦略管理室（BSC指令室）などの部署を設置し (Kaplan, R.S. and Norton, D.P., 2005)，そこが全体の調整役となり，BSCの実行を全体として管理する。それと同時に，モニタリングや評価に関して，データを収集し分析していくとよい。

　そうした体制を組めない医療機関においては，BSCを継続的に利用していくうえでの第一歩として，少なくとも全体の調整役，個別のアクション・プランを実施する責任部署の明確化は必要不可欠である。特に，部署に関しては，BSC作成時にしっかりと議論したうえで，病院全体の経営会議などで同意して，任命しておくという手続きが，後に役立つ。

障害 **3** 〉 BSCを形式的に導入して失敗に陥る障害

　この例としてよくあるのが，【障害1】でも述べたが，トップ・マネジメント（経営者層）がBSC導入を指示したものの，指示を受けた事務局が4つの視点（財務の視点，顧客の視点，業務プロセスの視点，学習と成長の視点）で尺度を整理し，「典型的な業績評価もどき」を作成

した結果，運用できないという事例である。このような状況になると，尺度（業績指標）を集計することが目的となってしまい，**戦略**（→p.182）との関係性をまったく考慮していないため失敗する。

【解決策】
　BSCが戦略経営のツールとして役に立つという意識をもった人材が，トップ・マネジメント（経営者層）と事務職員，看護職員に必要である。さらに，経営の責任者である理事長や院長に，全面的な支援をするという姿勢が必要である。この意向を受けて，事務局（たとえば経営企画室）が仕組みを作り，ミドル・マネジメント（中間管理職層）がアップ・アンド・ダウンしながら（階層を上下して）調整し，実行していくことで，BSCは運用できるのである。
　このとき機能するのが，現場を知っている，各職種と横断的に会話のできる事務職や看護職である。国公立の病院では，数年ごとに事務職員の異動があり，コミュニケーションのパイプが途絶えることになる。看護職員は，院内での異動が多いので，そのような問題は少ない。したがって，ミドル・マネジメントの事務職員の異動に関して，いっそうの配慮が求められる。

障害 4　適切な経営課題と戦略目標の因果連鎖が考えられない障害

　戦略策定時の基本は，病院がメリハリをもって**持続的優位性***を構築するために，優先順位をつけ，全体を整合させることである。戦略のすべてをBSCで表現しようとするのではなく，特に重要なものだけを絞り込み，重点的に管理する仕組みを作る（これは採択されなかった戦略の否定ではない）。その方法の一つとして，2次元展開法の利用を勧める（→p.17）。

　すなわち，SWOT分析，クロス分析および日頃感じている経営に関する問題などから抽出された経営課題を，ビジョンの達成に関係ないと判断されるものを除外して整理する。このようにして病院で抽出した複数の経営課題を解決するとき，どの経営課題から解決するか，その優先度を決定する。
　2次元展開法とは，縦軸に「緊急度」，横軸に「重要度」を設定し，この2つの要素から，各課題を吟味し，配置する方法である（髙橋淑郎，2011b）。これにより，重要度と緊急度の両方が最も高い課題が抽出され，原則的に優先度の高い課題が認識される。この考え

方は，事業戦略を練るうえではきわめて有効であるが，病院全体の成長戦略を描くうえでは，機能しないことがあるので，トップ・マネジメントが意識して修正する必要がある。

　図2-1でわかるように，2次元展開法で分析すると，この事例では，右上にある「新体制に向けた管理体制の強化」，左上にある「安定した看護教育」，左下にあるが継続して向上させる必要のある「看護の質」がまとまりとして浮かび上がってくる。

　つまり，適切な経営課題を見出し，その経営課題を解決するための道筋が明確になることで障害を乗り越えられることが期待できるのである。

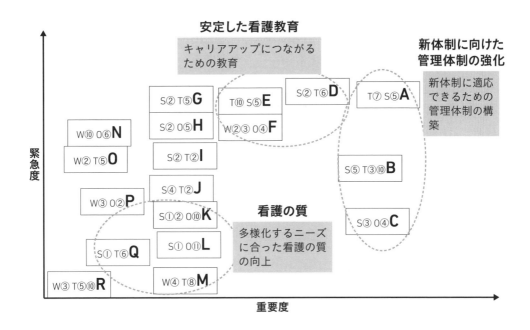

[図2-1　2次元展開法の実例]

（出所）髙橋淑郎作成

【解決策】
　2次元展開法を用いて，複数の経営課題のなかから最も優先度の高い経営課題を抽出し，それを戦略目標として4つの視点のどこに入れるか，重要成功要因として考えるのか，戦略テーマになるような大きなくくりのものとして扱うのか，アクション・プランになる実際の行動計画なのかを考える。戦略テーマになる経営課題は，一般的に大きなくくりになることが多いので，それは再度グループ分けしていくつかにまとめると，病院として優先度の高い戦略テーマを考える材料になる。

戦略目標になる優先度の高い経営課題を考えることによって，因果連鎖を考慮し実行するための戦略を検討することができる。また，その経営課題を4つの視点から多面的にとらえられれば，より具体的に，わかりやすく因果連鎖を描くことができる。

障害 5 ▶ 戦略マップ作成時のコミュニケーションの障害

　スコアカードに戦略目標が列記してあるだけでは，個々の戦略目標にどのような「縦の因果連鎖」があるのかがわかりにくい。

　したがって，戦略マップを作成（図2-2）することで，戦略の大きな柱（戦略テーマ），それぞれの戦略目標の因果連鎖がわかり，戦略の時間的経過も大まかに理解できる。戦略マップを使用して，コミュニケーションを図ることを関係者が理解して，動くことが肝要である。

　戦略マップは，言い換えれば，組織の戦略およびその遂行のビッグピクチャー（全体像）を職員個々に伝えるために，わかりやすいストーリーとして可視化したものである。したがって，できるだけシンプルにわかりやすく作成する。

　戦略マップには，戦略目標間の因果連鎖がまったくないもの，すなわち，下の戦略目標の達成が上の戦略目標の達成を促すという連鎖のないものや，戦略テーマで整理されておらず，内容が入り乱れているもの，連鎖の矢印が逆に向かうものなど，戦略がストーリー

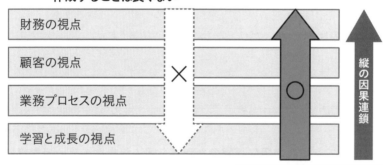

[図2-2　戦略マップの「縦の因果連鎖」]

（出所）髙橋淑郎作成

として成り立っていないものがあるので注意が必要である。

【解決策】

　すべての職員が，「自分たちは何を達成しようとしているか」，また「そのために
は，何を主軸として行い」「それをどのような個別の戦略目標をたどりながら実行す
るのか」が理解できるように，シンプルな戦略マップを作成する。それによって，組
織内のベクトルを同じ方向に向けることができる。

　戦略マップは，職員に戦略を伝えるツールであり，同時に，コミュニケーションの
ツールになる。BSCでは，戦略マップ作成過程の，オープンで透明性の高い議論が非
常に重要となる。

障害 **6** スコアカードで，戦略目標と重要成功要因，
アクション・プランに関連性をもたせられない障害

　スコアカードにおいて「横の目的手段関係」が不明瞭な場合，実際に導入しても日々の
業務と戦略との関連性が認められない，アクション・プランを実施しても戦略目標が達成
されそうにないなどの問題が出てくることがある。

【解決策】

　以下のチェックポイントを確認する。

①戦略目標を達成する要因はいくつもあるが，重要なものがきちんとあげられている
　か（＝重要成功要因の選定）

②ビジョンの達成にとってあげられている重要成功要因は，戦略目標を達成する鍵と
　いえるか（＝戦略目標と重要成功要因の関連性）

③「重要成功要因⇔成果尺度⇔アクション・プラン」の関連性が左右から検証できるか

④戦略目標ごとに「横の目的手段関係」が明確に説明できるか

⑤スコアカードの尺度にも縦のつながり（縦の因果連鎖）（図2-3）をもたせることがで
　きているか

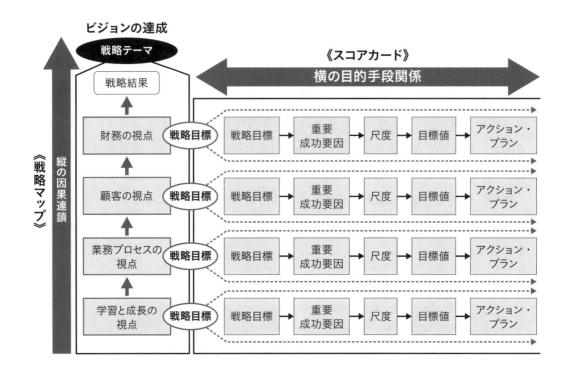

障害 7 病院全体の戦略マップとスコアカードが カスケードできない障害

　最初に考えることは，どこまでカスケード（下方展開）することができるかである。キャプランとノートンは，独自の戦略をもち，独自の顧客とプロセスでその戦略を実行できる組織単位でなければならないとしている（Kaplan, R.S. and Norton, D.P., 1996b, pp.34-35）。したがって，委員会などは，理論的にはBSCは利用できない。

　図2-4のように，病院全体でBSCを導入しているとして，部門までカスケードするのか，部門から部署（課）までカスケードするのかは，その組織の成熟度によってカスケードの妥当性が変化する。また，書籍や論文などでは，個人までBSCを展開できると記述されているものもみられるが，これは上述したキャプランとノートンの考え方に反するものである。もし個人までBSCを落とし込むと，個人のノルマの管理になってしまい，戦略論ではないと考える。

　次に，病院の戦略マップとスコアカードの何をとらえてカスケードするのか，病院の戦略の柱である戦略テーマをどのように看護部で理解し，読み替えるのかなど，様々な課題

	組織全体	部門	部署	個人
1型	4つの視点でBSCを構築	特定の指標をカスケード 目標管理などの使用		BSCは個人まで落とせない。 なぜならBSCは，戦略志向の組織を 対象としているから
2型	4つの視点でBSCを構築		特定の指標をカスケード 目標管理などの使用	個人は，BSCの枠組み内での 目標管理を行う
3型	4つの視点でBSCを構築			BSCと目標管理の違いは表3-2参照

図2-4　カスケードのタイプ

（出所）伊藤和憲（2012）HBSC研究学会「BSCの基礎理論」資料をもとに髙橋淑郎が作成

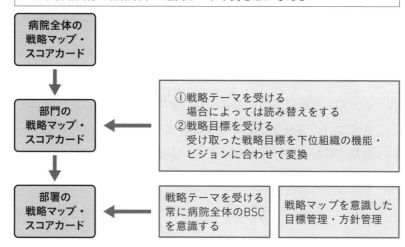

図2-5　カスケードするときのポイント

（出所）髙橋淑郎作成

がある。病院全体の戦略テーマのなかで，「医療の質の向上」といった戦略目標は使いやすく，実際多く使われるが，それをカスケードして看護部で受け，「看護の質」としてどのように考え，定義するかによって，看護部のスコアカードの「看護の質」の内容は異なってくる。

　また，「看護の質」をどのように評価するかという尺度についても，たとえば，「認定看護師のコンサルテーション件数」など様々あげられる。したがって，戦略目標の意味が絞られれば，何に対しての重要成功要因なのか，尺度なのか，アクション・プランなのか，というように多様な関係性が見出される。ここで重要なのは，関連性が説明できる内容であることである。つまり，組織として強く打ち出したいこと，明示しておきたいことが正

確に理解できる言葉で示されているかどうかである。

【解決策】
　図2-5からわかるように，病院全体のBSCから，部門のBSCにカスケードさせるときに，病院全体の戦略テーマを受ける，あるいは読み替えることで，病院全体の戦略目標を部門で受けて解釈することになる。そのとき，受け取った戦略目標を部門の機能に合わせて変換する。この変換がうまくいくポイントは，たとえば，全体のBSCを作成したときに参加していた看護部長や副看護部長が，看護部のBSCの作成に参加していることである（第3章 Q.25 参照）。

障害 **8** 〉 **尺 度 の 妥 当 な 数 と モ ニ タ リ ン グ に 関 す る 障 害**

　尺度については，「多すぎる」ことも問題になる。時に，尺度の多さがBSCの質を良くすると誤解している場合が見受けられる。また，重要成功要因が絞り込まれていないと，尺度が多くなる。どれもが戦略目標の達成度合いを測定するのに必要と考えると多くなりがちであるが，実際には，関連性が認められない尺度や重要でない尺度であるケースや，データの抽出・収集・分析・評価などができず，結果としてモニタリングもコントロールもできないというケースが多い。

【解決策】
　キャプランとノートンは，尺度の数は24以下がよいと述べているが，15程度に厳選すべきという研究報告もある（Cleverley, W. O., and Cleverley, J. O., 2005）。スコアカードの顧客は，部門であればその部門の部門長や関係者，病院全体であれば病院のトップ・マネジメント（経営者層）であり，その人たちが戦略実行のために必要な指標を厳選し，考え抜いていくことが重要であり，データが取れないからといって戦略目標を変えるということを，決してやってはいけない。
　BSCは少数の尺度を評価しながら経営を行っていく手法である。すなわち，患者にとって良い医療，病院組織にとって良い財務結果，職員にとって充実した職場という「結果を作り込んでいく作業」といえる。そのときのポイントは，「BSCは単に業績を評価する尺度の寄せ集めではない」ということである。そこには「縦の因果連鎖」と「横の目的手段関係」が存在することを常に意識しておく。

BSC作成時の禁じ手①
テンプレートをまねた表面的なBSCを作成してはいけない

テンプレート（雛形）とは，定型書式など，すぐに使用できる設定済みのパターンのことである。

たとえば，ある事例で，病院長が課（科）長職以上を集め，BSCを活用して評判の上がっている病院の戦略マップとスコアカードを示し，「これを見本に1週間で各部門のBSCを作成するように」と指示を出した。しかし，見本を示したものの作成のプロセスは示さず，また提出までの時間も短かったため，担当者は見本として示されたBSCをテンプレートとし，表現を変えただけの戦略マップと，目標値を変えただけのスコアカードを作成した。

また，ほかの事例で，BSCの作成にコンサルタントが介入したが，契約期間やBSCの作成期限を優先したため，病院の職員が考え抜くことなく，コンサルタントが主体となってBSCを作成した。このように，テンプレートを中心において，考え抜かないで作成するということは厳禁である。

これらの事例は，トップ・マネジメント（経営者層）がBSCを理解も納得もせず，成功例を表面的にまねただけであったが，このようにして作成されたBSCが実際に機能することはない。

【解決策】

BSCは，トップダウンの号令で，ミドル・マネジメント（中間管理職層）がアップ・アンド・ダウンしながら検討するからこそ，トップ・マネジメント（経営者層）の思いや理想を目指したBSCが作成されるのである。

院長が先頭に立ち，信念をもち，継続して行動すると，自然と職員に受け入れられていく。しかし，「BSCを導入するぞ！　やり方は，SWOT分析をして，戦略マップを作成して，スコアカードに展開する。これが見本だ」と言うだけでは，BSCを導入する目的がわからず，どこに向かっていけばいいのかもわからない。トップ・マネジメントは，BSCの意義を十分に理解したうえで導入しなければならない。

また，BSCの作成を職員に任せたままではいけない。職員をどこまで巻き込むことができるかは，トップ・マネジメントの真剣さややる気にかかっている。トップ・マネジメントは病院のミッション，ビジョンを明確にし，どのようにそれに向かっていくのかを示さなければならない。

BSCは，その意義を理解したうえで活用していかなくてはならない。データなど，提出物のためのBSCでは意味がない。病院のおかれている現状を客観的に把握し（SWOT分析），現状の課題を洗い出し（クロス分析），経営課題の優先度を明らかにして（2次元展開法），病院をどう事業展開するかの成功のストーリーを考え（戦略マップ），実際の行動に移す（スコアカード）ことを職員と共に考えていかなくては作成する意味がない。

　他の病院をまねただけの，体裁の整ったBSCではなく，自分たちにしか作成できない「考え抜いた」BSCにこそ意味がある。

　解決のポイントは，「トップ・マネジメントのBSCを導入して，病院を変える」という強くブレない意志と，BSCを謙虚に学ぶという態度と強力なリーダーシップが発揮されることである。そのためには，院長や理事長が感覚的にでも理論的にでも，BSCにほれ込むことが望まれる。

障害10　BSC作成時の禁じ手②　クローズドなBSCを作成してはいけない

　看護部など部門でBSCを作成する場合に，クローズドなBSCを作成することが多く見受けられる。つまり，自分たちにしかわからない，他の部門との関係性を考慮しない閉鎖的なBSCを作るというケースである（「部分最適」，図2-6）。

　各部門が各々の目標をもつという病院は多い。病院全体のミッション，ビジョンを無視して，自分たちの部門の目標を達成するための戦略マップ，スコアカードを展開してしまうことが第1の問題となる。

　BSCをトップ・マネジメントの経営の道具で，「戦略経営実践の枠組み」と理解すると，クローズドなBSCが間違いであることが理解できる。なぜなら，その部門だけ足並みがそろわず，向かう先も違う場合があるからである。病院はいくつもの部門が重なり合って（関係性をもって）業務を行っている。1つの部門が全力で努力していても，また，行っている業務が正しいとしても，他部門からの理解が得られないことや，「勝手なこととして」と後ろ指をさされることは好ましくない。

【解決策】
　BSCでは，「部分最適」の追究ではなく，病院の「全体最適」を，戦略を通じて考えることが必要になる（図2-6）。つまり，クローズドなBSCは役に立たないのである。

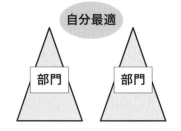
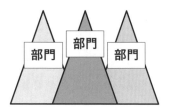

部分最適 / 全体最適

自分の部門だけの部分最適。情報の共有がない

各部門は関係するので，情報を共有しながら全体最適へ

自分最適

部門　部門

部門　部門　部門

[図2-6　「部分最適」と「全体最適」

（出所）髙橋淑郎作成

　病院組織でいえば，特定の部門だけが高い成果を発揮しているという状態や，連携不足で患者に対して十分な結果を提供していない状態が「部分最適」，各部門の成果が高いのはもちろん，シームレスな連携によって期待値以上の結果が得られている状態が「全体最適」となる（図2-6参照）。
　部分最適とは，「全体を構成する要素（機能）ごとの最適化だけに終始していること」といえる。全体最適とは，「全体を最適にすること」といえる。

障害11 〉 目標管理を導入している病院でのBSC作成時の障害

　多くの病院組織や看護部などの部門では，これまで，目標管理を制度として導入し，組織の目標を意識した個人目標と，個人のキャリアを成長させるような目標を主な柱として目標設定を行っていた。そこには，目標管理制度の導入により，職員のモチベーションややりがいを向上させて組織を活性化させるという意図があった。しかし，実際には，部署によって目標設定の方法が異なり，また明確な評価基準がなく，年に数回程度の面談を行うなど，目標管理制度が形骸化していた。特に，プロセスを評価しないで結果だけで評価はすべきでない。
　BSCを作成する際に，BSCの「他の経営手法を排除しない」という特徴を生かし，形骸化している目標管理制度を見直すという場合がある。この場合，目標管理で作成した「目標シート」を見ながらBSCを作成するということは，「目標管理であげたい目標になるような作り込み作業」となるため，絶対に避けなければならない。BSCは，戦略を可視化

し，実行・管理していくツールである。

障害 12　BSCを日本医療機能評価機構の認定準備ツールにするという障害

　一時期，公益財団法人 日本医療機能評価機構（以下，評価機構）の病院機能評価の評価項目が，BSCの4つの視点できれいに整理されるという時期（バージョン）があった。また，BSCを導入していると，評価機構の要求するデータの大部分がそろうという病院からの報告もあり，当時は，それがBSCを導入する動機になるということであった。しかし，現在では評価項目のバージョンも大きく変わっているので直接には関係しない。とはいえ，サーベイヤー（評価調査者）から，「BSCを導入していますか」という質問を受けたと聞くことは多い。

　BSCの大きな特徴として，ミッションやビジョンを組織の末端の職員にまで浸透させることや，組織の目標達成を定量的に測定し，戦略を実行することがあげられる。戦略マップは，戦略テーマに沿って，4つの視点でどのようなことを行うかや，さらにその視点間の関係性を先行指標と遅行指標（事後指標）との関係性を追うことによって検討し，ミッションやビジョンに向かって組織がどのように行動しようとしていくのかを表す。スコアカードは，戦略目標をいかに達成していくのか（重要成功要因），それをどういった物差しで測っていくのか（尺度），その目標値と，そのための具体的な行動（アクション・プラン）を考えていくものである。

　こうしたBSCの特徴を引き出し，病院機能評価の受審で直接には役立たないが，BSCを活用していることが病院経営に有益に作用する。

う。評価機構からの認定に関しては，現在BSCは直接的には役に立たないが，間接的には有益である。なぜならBSCの本質は，職員全員が目標を共有し，ベクトルを合わせ，「全体最適」に向けて戦略意識をもって行動する，そのプロセスにあり，それが戦略の可視化や組織的な取り組み，改善に結びつき，戦略を実行し，ひいては継続して組織を変革していくからである。

　同様の問題として，「経営の可視化のためのBSC」などともいわれるが，経営はBSCを作成・実行するプロセスで可視化されてくるものであり，それを目的としてはならない。

　評価機構のサーベイの際は，上述のようにBSCを活用していることが，病院全体の姿勢として，科学的で合理的な病院経営を試みているとして評価されることが期待される。

＊持続的優位性：ハーバード・ビジネス・スクール教授のマイケル・ポーターが「競争優位」とういう概念を発表して以来，世界中の組織（企業，病院，学校など）が，競争優位を構造的に築くべく，努力を払ってきた。ポーターは持続的競争優位の条件として，条件①：特徴ある価値提案条件，条件②：特別に調整されたバリューチェーン，条件③：トレードオフ，条件④：適合性，条件⑤：継続性を挙げている。

　当時，一度獲得した競争優位をいかに持続させるかが，その領域の勝者の条件と考えられてきた。その後，クリステンセンによれば，「持続的競争優位」を構造的に築こうとすることが，自らの首を絞めることになるというジレンマに陥ることを示した。それを受けて，「持続的優位の終焉」がアメリカで注目された。コロンビア大学ビジネススクールのリタ・マグレイスの『持続的優位の終焉』（バーバード・ビジネス・プレス）が代表格である。それによると，変化が常態化する今日，イノベーターに限らずあらゆる企業が，構造的な競争優位性は一過性のものにすぎないことを肝に銘じるべきだと主張した。

2 医療・福祉施設BSC作成時の障害のまとめ

BSCという方法論の基本構造はシンプルである。このシンプルな構造から，BSCの導入や運用は難しくないと理解されることがあるが，それは間違った解釈である。BSCはシンプルで汎用性が高いので，講演のレジュメやハウツー本で安易に理解したと思いがちである。病院でBSCを導入・運用していくには，医療政策の方向性の理解，経営戦略，業績評価，予算，組織，人事などの基礎的な知識のほかに，院内の情報システムや電子カルテの知識なども必要となる。

特に病院組織の場合，病院のトップ・マネジメントのリーダーシップ，継続した支援など，すなわち組織的な基礎力が重要となる。これらが整っていない病院では，BSCの導入時に様々な混乱や軋轢が生じ，本章で述べてきたような現実の問題が生じる。したがって，たとえBSCを導入できたとしても，トップ・マネジメントが，BSC導入の目的に対して目に見える成果や変化を感じないと，BSCの運用を止めてしまうことになる。

また，経営に自信をもっている病院の専務理事，事務長などが，時としてSWOT分析を表層的に理解し軽視している場合がある。それは組織としての経営を理解していないことにつながる。SWOT分析やクロス分析を，各階層の職員が一緒になって行う機会をつくることが，院内の共通言語をもつことにつながることを理解すべきである。SWOT分析の限界を理解しつつ，その効果，成果などを客観的に評価し，使いこなし，さらにSWOT分析から業務プロセス評価まで考えを進展させることが重要である。

加えて，戦略マップが重要であるという意識も必要である。戦略マップのないスコアカードは，その効果が半減し，利用は難しいものとなる。スコアカードについては，その意味を理解して作成し，使用することが求められる。

BSCは，これまでの業績評価システムとは大きく異なるものであり，「戦略経営実践の枠組み」ととらえ，継続した組織変革を目指すトップ・マネジメントの経営の道具であることを理解する。

3

病院でのBSCの成功と失敗の分水嶺

病院組織において，BSCの成否を分ける要因がある。それは以下のとおりである。

①トップ・マネジメント（経営者層）の関与の有無
②導入時の先導役となるリーダーの不在
③目的が不明確な導入
④医師の関与の程度
⑤病院の経営力

1 トップ・マネジメント（経営者層）の関与の有無

日本大学商学部髙橋淑郎研究室と日本能率協会総合研究所の，BSCを導入した病院のトップ・マネジメントの関与についての調査によると，85％以上の病院で，トップ・マネジメントの理解や支援を受けていることがわかる（図2-7）。

筆者らがBSCの導入にかかわった80以上の病院では，理事長や院長のいずれかの積極的な理解と支援の有無，あるいは支援の程度によって成否が分かれている。成功している病院では，トップ・マネジメントが，キックオフ大会などを開催し，自分が中心となって，自らの意思でBSCを導入することを明確にしている。その後，重要なことは，病院のすべての戦略や事業計画においてBSCを使用し，BSCを浸透させるということである。

一方で，すべての病院でトップ・マネジメントの積極的な関与が得られるかといえば，そう簡単にはいかない。トップ・マネジメントの積極的な関与が得られない場合は，企画室あるいは主力となるミドル・マネジメント（中間管理職層）の準備の有無やその程度が問題となる。トップ・マネジメントが自らBSCを勉強してきたという事例は少ない。

筆者の一人である髙橋が，BSCの導入やBSCのメンテナンスにかかわった代表的な事例としては，山形県病院事業局，新潟県病院事業局，札幌市の渓仁会グループ，大牟田市立病院，唐津赤十字病院，明石市立市民病院，栃木県立がんセンター，長岡記念財団長岡

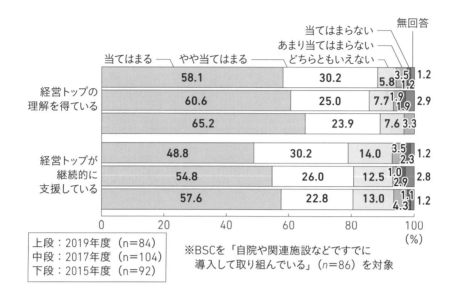

図2-7　BSCを導入した病院のトップ・マネジメント（経営者層）の関与

（出所）日本大学商学部髙橋淑郎研究室および㈱日本能率協会総合研究所の調査による（髙橋淑郎, 2021）.

病院（現 長岡ヘルスケアセンター）などがある（髙橋淑郎, 2021）。これらの病院では, トップ・マネジメントがBSCを理解しようと努力していると同時に, 事務部長, ミドル・マネジメントの事務職が積極的に関与している。彼らが, BSCの採用によって病院のどこがどのように変化するか, BSCの有効性についての例示, BSC導入に際しての工程表, BSC導入に成功した場合の成果および採用しない場合の病院の将来像などの比較例示を行って, 事前の準備を整えていた。

　すなわち, 導入の成否は事務職の能力の優劣ともいえる。病院でトップ・マネジメントの関与や支援が得られないのは, 多くの場合, 経営企画室やミドル・マネジメントの事務職の能力と関係する。トップ・マネジメントの関与を引き出すために, 何を行うかが明確でない場合は, 適切な取り組みが行われないことが多いのである。

2　導入時の先導役となるリーダーの不在

　ここでいうリーダーには複数の能力が求められる。まず必要なのは, BSCの理論を習得し, BSCをいかに作成するかを理解する能力である。次に, 運用時に, 人材や経営の問題を解決していく能力, さらに, 病院組織の経営の課題一つひとつに対処していける能力で, かつ, 積極的に病院経営を改革するノウハウや指導力をもっていることである。

こうした能力，特に，BSCを導入し実際に運用していく難しさを理解し，それを解決していくノウハウや経験を習得した人材は少ないため，病院組織がこれらの能力を育てていくことが大事である。前述した病院では，これらの能力をもった人材の存在が，成功要因として大きいといえる（髙橋淑郎, 2021）。

3 目 的 が 不 明 確 な 導 入

導入の目的が不明確では，戦略マップとBSCの構築にいくら時間をかけても目的は達成されない。どのような目的で導入するのか，BSCの成果として何を望むのかを明らかにする。つまり，BSCは業績評価，戦略マネジメント，人事管理，無形資産の管理などに幅広く活用されるので，それらの複数の目的のために導入しようとして，病院が混乱してしまうことがある。このため，最初は単一の明確な目的で導入するほうがよい。

4 医 師 の 関 与 の 程 度

病院組織は，医師の診療からすべての職種が動き出す。BSCは，病院内のすべての職種が参加してはじめて有効なものとなるため，医師の院内における役割は大きいといえる。

医師が積極的に関与すると，BSCは現場で確実に運用されていく。一方で，看護職と事務職だけで病院全体のBSCを作成した場合，診療に関する領域に大きな空洞ができてしまい，病院全体のBSCとして十分に機能しない。

5 病 院 の 経 営 力

経営学における「経営力」とは，病院を取り巻く状況の変化に適応し，病院組織が継続して成長・発展していく能力といえる。それは「経営が機能する力」であり，「病院力」と「経営者力」の2つの面からとらえることができる。

病院力とは，他の病院と競合する力の源泉であり，病院におけるサービスの開発力や生産力，提供する力，人材の質，資金力などから構成される。病院力は様々な経営目標を達成するために必要な能力であり，それが現場の職員の行動の裏づけになると考えられる。

経営者力とは，病院における経営と管理の機能からなる力である。この2つの要因をどの程度発揮できるかがBSCの成否にかかわるといえる。

4

BSC運用時の課題解決を考える際の21の勘所

　病院でBSCを作成し，運用しようとすると，様々な問題が生まれる。これまでの筆者らの経験から得た成功のためのポイントを洗い出して，その解決を考える。病院でBSC運用時の課題解決を考える際の21の勘所を表2-2に示す。

【勘所1】	BSCの特徴① 包括的業績評価システムであることを理解する
【勘所2】	BSCの特徴② 戦略マネジメント・システムであることを理解する
【勘所3】	BSCの特徴③ 組織変革のツールであることを理解する
【勘所4】	BSCは経営戦略論であることを理解する
【勘所5】	BSCは戦略経営の道具であることを理解する
【勘所6】	戦略マップを活用しコミュニケーションを向上させる
【勘所7】	スコアカードは数値や尺度だけを追わず，戦略マップと複眼でみる
【勘所8】	BSC導入にあたって「多目的病」にかからない
【勘所9】	BSCの導入には，トップ・マネジメント(経営者層)のBSCへの理解と強いリーダーシップが必要である
【勘所10】	BSCの導入に失敗しないために必要なことを理解する
【勘所11】	BSCで戦略を実行するための仕組みを作る
【勘所12】	BSCを運用しながら，適宜修正できるようにマネジメント・サイクルに入れ込む
【勘所13】	病院全体の戦略会議（経営会議）を設置・運用する
【勘所14】	戦略管理室（BSC指令室）を設置する
【勘所15】	BSCと年度計画，予算との整合性を確保する
【勘所16】	BSCを再確認して，戦略を職員に徹底して考え抜かせる
【勘所17】	BSCをモニタリング・分析・評価する
【勘所18】	BSC運用のためのスキルを長期的に教育する
【勘所19】	部下が「上司はBSCに無関心」と認識してしまうと，運用がうまくいかない
【勘所20】	組織力が低下したときほど，管理者のBSCへの基礎的理解が求められる
【勘所21】	些細なことでも，BSCの運用に大きく影響する問題は早めに解決する

表2-2　病院でBSC運用時の課題と解決を考える21の勘所

（出所）髙橋淑郎作成

　BSCとは，包括的業績評価システム（第1世代BSC）からスタートし進化してきた。BSC
は，病院のミッション，ビジョンの達成のために，戦略の策定，事業計画などのプランニ
ング，戦略の実行，経営のモニタリング，戦略のコントロール，組織改革，業務改善から
業績改善，継続した全病院的な経営の質の改善など，幅広く経営を支援するための「戦略
経営実践の枠組み」である。

---

①経営戦略とビジョンの明確化

②ビジョンと戦略を各職種にわかりやすく具体的に落とし込む戦略の実行

③4つの視点（財務の視点，顧客の視点，業務プロセスの視点，成長と学習の視点）における戦
　略の落とし込みと，適切な指標による業績評価

④4つの視点の因果連鎖（つながり）および戦略目標間の因果連鎖を考慮することで，
　プロセスなど非財務的データを生かしていく指標間の関係を考慮したバランス

⑥戦略の実際が業績指標で評価され，それによって戦略をコントロールしていく継続
　的な経営の質の改善などを支援

　BSCは，以上のような特徴をもった「戦略経営実践の枠組み」と考える。

　1992年のキャプランとノートンの論文発表以後，しばらく，BSCは「業績評価システ
ム」として議論されてきた。当初は「業績評価のツール」として開発され（Kaplan, R.S. and
Norton, D.P., 1992; 1993; 1996e），業績をいくつかの視点から正確に認識し，測定する手法と
して示された。その背景は，これまでの業績評価の考え方は財務主体で，財務の専門家に
よって構築されてきたが，そこにはトップ・マネジメント（経営者層）があまり関与してこ
なかったことによる弊害と，財務結果に偏った意思決定によって経営がなされることへの
危機感などがあるというものであった。BSCは，組織のビジョンを中心として，組織とし
ての優先順位をトップ・マネジメントが示すことでBSC作成に関与し，職員が統制される
のではなく，自ら考えてビジョンの達成に向かっていくように方向づけしていることに特
徴がある。

　このコンセプトは，キャプランとノートらが1992年の論文で示しているように，組織
のトップ・マネジメントに，非財務情報を積極的に使用できるように促し，実践できるよ
うな枠組みを提供したといえる。そして彼らが成果を出すような仕事をするために，より

有効な情報を提供しなければならないことを示したのである（Kaplan, R.S. and Norton, D.P., 1992; 1993）。

勘所 **2**	**BSCの特徴②** **戦略マネジメント・システムであることを理解する**

　BSCの運用で重要なのは，BSCを事業計画とリンクさせていくことで，BSCを病院のマネジメントサイクルに乗せることである。それはビジョンを達成するための戦略をBSCでわかりやすく表現し，年間のマネジメント・サイクルとして機能させることであり，結果として，ビジョン，戦略，事業計画，予算が関係づけられるのである。これができないと，BSCの病院での運用に支障をきたす。

　さらに，BSCは，現場（部門，部署）にカスケード（下方展開）していくほどに，BSCとしては機能できなくなり，目標管理などに置き換わっていく。それはBSCを作成・運用する部門，部署が特定の顧客をもち，予算と人材があって，そのターゲットに向けてBSCを作成するからである。それができない部署や委員会では，目標管理や方針管理によって，マネジメントすることになる。

　このように，BSCと目標管理などを適切に組み合わせることで，組織を構成する全職員に一体感が醸成され，ベクトルが一致することになる。その結果，すべての職員が科学的で，かつ，各自の経験を生かしていくという，バランスがとれたマネジメントが行われる（第3章 Q.26・41参照）。

　したがって，BSCを導入することによって，病院にマネジメント・システムが整備されていなくても，また組織の規模の大小に関係なく，BSCを運用するプロセスが生まれ，重要な経営課題を解決する道具として使用することができるのである。

　加えて，マネジメント・コントロール・システムとして，イノベーティブな戦略でナレッジの変換やコミュニケーションの促進というような双方向的に使用することができることも示されている（Chenhall, R.H., 2003）。

　BSCは，ビジネスにおける意思決定と成果とのつながりを明確に意識することで，戦略策定，戦略の実行，そしてコミュニケーションの向上を導くと考えられる。たとえば，筆者が，2003年にデューク大学小児病院でのBSC導入成功の鍵についてインタビューしたときに，担当者は，BSCを導入して「情報の共有」と「コミュニケーションの向上」「職員が病院の方向を理解してプライオリティー（優先順位）をもって行動できるようになった」ことが大きな変化だったと語った。これもコミュニケーションの変化といえる。

　病院が全病院的なPDCAサイクルを実践していくなかで，BSCという手法は，業績目標

とその実践で生じるギャップを4つの視点で分析することができる。その結果として，財務指標だけでなく，それに先行する「現在」の指標である「業務プロセスの視点」や「顧客の視点」で考えることと，「将来」の指標である「学習と成長の視点」で考えることができる。また，トップ・マネジメント（経営者層），ミドル・マネジメント（中間管理者層），ロワー（現場管理者層）が共に同一のテーマで議論することで，日常の業務のなかで，特に現場のオペレーショナルな（業務）部分で起こっている様々な課題や目標とされた業績が達成されない原因を探ることが可能になるのである。

　以上からわかるように，BSCは単なる業績評価システムではなく，この新しい業績評価システムを戦略に直結させ，企業のコミュニケーションを図り，足並みをそろえるために利用しようと試みられたといえる（Kaplan, R.S. and Norton, D.P., 1996b, p.viii）。

勘所 3 BSCの特徴③ 組織変革のツールであることを理解する

　病院は，これまで，**護送船団方式***1のなかで，外的環境を企業のように積極的にとらえてこなかった。しかしながら，現在のような日々変化する状況において，これまでの方式では，生き残ってはいけない。新型コロナウイルスの感染拡大など，3か月先も読めない状況で，経営環境の変化を先取りして病院改革を行うのは難しいことである。

　しかし，こうした状況でも仮説を立て，変化を予測し，競合する病院より一歩でも先に進んでいかなければ，先細りの経営になってしまう。病院経営の構造改革をし，変革の実効性を上げるためには，リーダーシップが必要である。このリーダーシップには，トップ・マネジメント（経営者層）のリーダーシップと，実際の現場で発揮されるミドル・マネジメント（中間管理者層）のリーダーシップの2種類がある。

　トップ・マネジメントのリーダーシップは，変革に対してトップが覚悟を決めて，その覚悟を強力なメッセージとしてミドル・マネジメントと全職員に浸透させ，そしてその結果に対してはトップ・マネジメントが責任を負い，ミドル・マネジメントを通じてプロセスを管理し，目標の達成に全面的に責任を負うというものである。しかし，トップ・マネジメントにリーダーシップがあっても，変革は1人ではできない。つまり，ミドル・マネジメントのなかから，これを実行するリーダーを選ばないと，変革のゴールにたどり着くのは難しいものになる。

　変革を実行するリーダー（以下，リーダー）の選定に関しては，その力量を見極め，自分の意図することに対して期待を裏切らない信頼がもてる「腹心の部下」ということになる。選ばれたリーダーが，必ずしも適任ではない場合があることも多い。リーダーには，

過去に業績を上げたメンバーが選ばれる場合が多いが，病院で業績を上げるということは，敷かれたレールの上で，変化を望まず，安定した組織運営をし，調整型のマネジメントで事業成果を上げることが主となる。

日本の民間病院においては，診療所から病院に規模を拡大させる過程で，経営者が倒産のリスクを抱えながら失敗を繰り返し，成功に結びつけるという厳しい経営をしてきた。一方，多くの病院職員はそうした厳しい状況を経験していないことが多い。その厳しさを知っている職員は，すでに病院を変革している。

リーダーは，変革の必要性とその意図，変革のゴールへの道程，変革のゴールの具体的なビッグピクチャー（全体像）などを，病院職員全員に粘り強く説明し，活発な議論を繰り返し，多くの職員と変革の必要性を共有しなければならない。変革のゴールへ到達するまでのプロセスでは，苦難や痛みを伴うこともあるため，他人から強制されて，不本意ながら参加しても，変革が進むことはない。活発な議論を繰り返し，変革の必要性を共有した職員は，自発的に変革への活動に参加するようになる。そして，その仲間がある程度まで増えてくると，変革のスピードが加速度的に上がり成功に結びつく。

トップ・マネジメントがリーダーを選定する際には，過去に業績を上げた人を選定しがちである。しかしながら，リーダーとして，人材や組織の課題，事業への参入・撤退のリスクに対応できる人材を探し出すことが重要である。病院組織には，多彩な人材がいるので，じっくり探すとよい。

企業の変革後の姿（ビジョン）を，いかに実現するかという変革が戦略である。トップ・マネジメントは，リーダーをはじめ全職員に，ビジョンと戦略を示し，それをリーダーが全職員に理解させ，共有し，自発的に変革の行動を起こせるよう働きかけなければならない。

ビジョンや戦略に妥当性があっても，それが文章で示されただけでは，説明を受けた職員個人が異なる解釈をしてしまい，全体として一つの方向性に導くことはできない。BSCを活用することで，組織改革に向けて職員のベクトルを合わせることができる。

BSCは，2000年頃から，Enterprise-Wide Strategic Management（組織全体での戦略マネジメント・システム）として認められ，2002年頃からは組織変革の枠組みとして有効であるというところまで進化してきている。それが戦略マップであり，それに対応する基盤としてのスコアカードの精緻化である。こうしたことにより，BSC作成のプロセスで，コミュニケーション向上ツールとして新たな機能として再認識されてきたのである。

以上より，組織を変える枠組みとしての機能，また，戦略マップを生かしながら，無形資産をいかにマネジメントしていくかを見すえているのが第3世代のBSCといえる。

BSCは目指すビジョンに向けて組織が新たな組織へと変化していくための戦略マネジメント・システムである（ビジョンを目指す過程において副次的に組織が変わる場合も含める）。

注意すべき点は，BSCを**TQC**[*2]や**TQM**[*3]や目標管理のような他の枠組みを実践するためのツールとして利用することも可能であり，それは否定されるものではない。その場合に利用されるBSCは，TQCやTQMの実践を目的とした改善のためのBSCであり，本来のBSCとは趣旨が異なるということも理解したい。

BSCは様々に利用できるが，本来の戦略マネジメント・システムとしてのBSCにつなげていくことを意識し，BSCを組織変革のための利用を目指してほしい。

勘所 **4** 〉 BSCは経営戦略論であることを理解する

BSCの戦略に関する考え方は，マイケル・ポーター（Porter, M.E.）の事業戦略（競争戦略論）に依拠している（Kaplan, R.S. and Norton, D.P., 1996b, p.75; 2001a, p.75, 89）。

ポーター（Porter, M.E., 1980）は，企業が業界内で競争していることを前提に，「競争戦略」をもっているとしている。たとえば，企業内で戦略計画を作成している場合もあれば，企業内の各部門の活動の結果，何となく生まれてきたものもある。ポーターは前者を明示的，後者を暗示的とよんでいる（Porter, M.E., 1980, p.3）。これらを前提にして，ポーターは，まず，企業が属する業界全体を分析し，業界の今後の変化を予測し，競合する他社のもっている特性と自社の競走上の地位を理解したうえで，競争戦略を策定する分析方法を提示した（Porter, M.E., 1980, p.4）。

ポーターの競争戦略は，業界を構造分析し，次に，競合する病院の動きを分析したうえに，3つの基本戦略を選択するというものであった。そのときのポイントは，病院が直面する「競争要因」を確認し，理解して，自分たちがどの戦力をとるべきか思考したうえで，基本戦略を選択することである。この手法は「ポジショニング・アプローチ」といわれる。

組織がこのような行動をとるにあたり，ポーターは，企業は製品の設計，マーケティング，流通チャネル（商品がメーカーから消費者へと流通する経路）に製品を送り，各種のサービスを提供するといった多くの別々の企業活動を行うなかで，それらを連結することで価値を作り出しているとしている（Porter, M.E., 1985）。その価値を作り出す企業の諸活動を，「主活動」と「支援活動」に分けて考える。

主活動は，諸活動をそれぞれ効果的に行い，諸活動の連結を最適化し，調整することによって，企業による価値の創造を実現させるとともに，コスト削減をも実現するものである（Porter, M.E., 1985, p.49）。ポーターによると，価値とは，買い手が会社の提供するサー

ビスや製品に対して支払ってもよいと考える範囲の金額のことであり，企業自体の活動から生み出される（Porter, M.E., 1985, pp.48-59）。したがって，病院などで一般的に使われている価値（患者への効用）とは意味が異なることに注意する。

　病院における活動を主活動と支援活動に区分して考えると，従来の表現を借りれば，主活動をライン部門の業務ということができる。バリューチェーン（価値連鎖）分析では，「サービスが顧客にわたるまでの内部過程で優位性を構築する」という視点から考える。すなわち，事業活動のどの部分で付加価値がつけられているかを分析する手法ともいえる。バリューチェーン分析は，組織全体の経営戦略を考えるというものではなく，個々の事業について行われる手法である。

　製品やサービスが利用者にわたるまでには，様々な業務活動によって製品やサービスに付加価値がつくが，実際に付加価値が直接つく主活動（購買物流，製造，出荷物流，販売・マーケティング，サービス）とそれを支援する支援活動（全般管理，人的資源管理，技術開発，調達）に区分できる。この5つの主活動と4つの支援活動がバラバラに行われるのではなく，競争優位な状況をつくるために個々の活動を関係づけて，優位性の構築にいかにつなげるかが重要になる。この付加価値をつける活動の視点から，優位性の源泉を探す必要があることを主張し提示したのがポーターである。

　病院を例にすると（図2-8），連鎖する事業活動であるバリューチェーン，すなわち，「材料の獲得→中間サービスの提供→最終サービスの提供と提供後の付随サービス」などの各ステージでは，その病院の財務資本，物的資本，人的資本，組織資本が関連しているのが一般的である。

　この考え方は，BSCの「学習と成長の視点」と類似性がある。複数の病院が同じサービスのバリューチェーンをもっていたとしても，病院によって，そのバリューチェーンのどの段階に集中して活動するかは異なる。病院がどの部分に特化しているかを理解することで，その病院の経営資源を特定することができる。バリューチェーン分析による経営資源やケイパビリティ（組織全体として持つ組織的な能力）を特定するものといえる。

　キャプランとノートンの一連のBSCの論文で，「経営戦略論」に焦点を当てて精査していくと，BSCの発展の経緯のなかで，ミンツバーグの創発戦略論やバーニーの資源ベースの経営戦略論も取り入れていることがわかる。

　BSCは，戦略の策定，伝達，実行，評価，再設定という一連のサイクルを継続的に実施する戦略マネジメント・システムである。そのため，BSCは策定のみ，実行のみでは成り立たず，評価や再設定が行われなければBSCとして成立しない。この考え方が浸透していない場合，「BSCを作成して終わってしまう」「実行はしたが次につながらない」など，

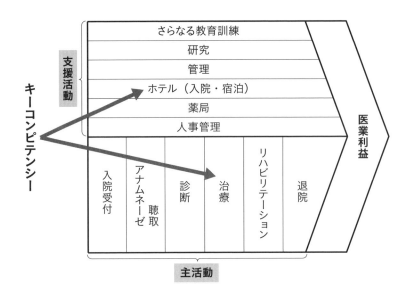

[図2-8　病院の「バリューチェーン（価値連鎖）」

（出所）髙橋淑郎作成

運用に行き詰まってしまう。つまり，この一連のサイクルを組織に浸透させることが重要であり，BSCでは戦略マップを用いて行っている。

　また，戦略という概念の特徴の一つは，「一定期間をかけて達成を目指す流れ」であるように，時間軸が存在する。そして，戦略としての大きな枠組みにおいて，その時間軸は短期的なものではない。そのため，何か1つを実行することで，すぐに戦略が達成されるということは考えにくい。戦略マップを描く際も，戦略に時間軸があることを理解しなければ，業績や顧客満足度の向上に結びつく戦略マップを描くことはできないのである。

勘所 5 ▶ BSCは戦略経営の道具であることを理解する

　BSCの導入においては，BSCを教科書どおりに完璧に作り上げることが結果や目的ではない。確かに理路整然と展開されたBSCは美しいが，それが運用され，求める成果を上げることができるかは別の問題である。実際には，BSCの導入や作成の過程で，作成そのものが目的へと移行してしまう場合があり，作成することに労力と時間を奪われ，運用までたどり着かないことが多くみられる。

　BSCはツールであるため，使わなければ意味がない。もちろん，導入しようとする組織のケイパビリティ（組織全体として持つ組織的な能力）によって，BSCの完成度や実行度は異なる。たとえば，初めてBSCのツールを用いる組織と，何らかのツールを用いた経験のある組織では，利用の経験値も組織文化も異なる。また，たとえば組織規模によっても，

完成度や実行度は異なることが予測される。そのため，完璧に作ろうとBSCの枠組みにこだわり，労力や時間を費やすのではなく，組織の可能な範囲で，まずは「作ってみる，使ってみる，評価してみる」という試行錯誤をすることが，BSCを洗練していくポイントである。

　BSCは，4つの視点に「学習と成長の視点」を入れることで，将来にわたる視点を設定した。これまでの戦略論にはあまり出てこなかった視点を加えた点が，分析的戦略論として新機軸を打ち出し，役立つものになった理由と考える。

　ここで問題なのが，医療経営の現場は単純なものではなく，ミンツバーグが指摘したように混沌としており，「これが戦略です」と，絵や文章で示して各部門に落とせるものではない。すなわち，日々の診療を行い，人事案件を考え，財務状況をみて，現場の人間関係にも気を配り，また院内感染の対応に追われるなど混沌とした状況があり，事前にわかっているものではなく，事後の結果の積み上げから生まれるといえる。したがって，戦略を実行した結果を見て修正していくという知恵の積み上げが求められる。結果の分析と経験と知恵の蓄積によってフィードバックしていくという機能をもつBSCは，原則は，キャプランらハーバード・ビジネス・スクールにおける分析型のトップダウン方式をもちながら，実質は，ミンツバーグの混沌から生み出す創発戦略をつなげているところに，特徴があるといえる。

　一方で，BSCでは「戦略を現場の言葉に落とし込む」ということが重要な意味をもっているが，ここで慎重に考えなければいけないのは，現場の言葉に落とし込む前に，「すべての組織の長に戦略が必要」（伊丹敬之，2003，pp.17-18）ということの理解である。

勘所 6 ▶ 戦略マップを活用しコミュニケーションを向上させる

　戦略マップを活用することにより，戦略が成功のストーリーとして記述されるだけでなく，戦略を実行するうえで，どのような要因を重視しなければならないか，また，どのような要因を見落としていたかを，職員同士がコミュニケーションをとりながら，チェックすることができる。また，戦略マップは，病院職員に病院全体がもっている戦略の意図とその実践方法を伝える地図としての役割を果たす（Kaplan, R.S. and Norton, D.P., 2000）。

　なお，2004年のキャプランとノートンの著書 *"Strategy Maps: Converting Intangible Assets into Tangible Outcomes"*（邦訳『戦略マップ：バランスト・スコアカードの新・戦略実行フレームワーク』東洋経済新報社，2014年）では，戦略マップが詳述されているので参考にしてほしい。

　戦略マップは，作成時はもとより，作成後にも戦略マップを使用して，職種や職階の壁

を乗り越えてコミュニケーションを図ることで，戦略の正しい理解と浸透の効果が大きくなる。さらに，院外のステークホルダー（利害を取引する関係者）と院内の職員に，病院の方向を示すのに役立つ。

このように，BSCは，組織内のコミュニケーションの向上と同時に，優先順位を理解したコミュニケーションを有効的に，効率的に行えるようにしたことも優れた特徴といえる（Kaplan, R.S. and Norton, D.P., 1996b）。実際の組織においては，個人が優先順位を考え，組織の目標を達成するために自分の役割を理解して，自ら考えて動くことが達成できると期待されている。特に，コミュニケーションの向上と能動的行動に関しては，研究で実証されている（Lipe, M.G. and Salterio, S., 2000; Malina, M.A. and Selto, F.H., 2001）。

戦略マップをもとに，トップ・マネジメント（経営者層）と病院職員が十分なコミュニケーションを図れば，職員は各自の役割や自分の仕事が戦略達成にどう結びつくかをしっかり自覚することができる。さらに，どう工夫すれば顧客満足度が高くなるのかなどの創造性を発揮できるようになる。

さらに，BSCでは，ボトムアップの戦略的なコミュニケーションを実行できるようになる。すなわち，職員がトップ・マネジメントへ情報を提供し，結果として双方向の意思疎通のパイプとなるのである。職員からの情報のパイプとして，BSCを利用すべきといえる。

勘所 7 ＞ スコアカードは数値や尺度だけを追わず，戦略マップと複眼でみる

BSCの運用において，スコアカードにはアクション・プランや尺度があるため，具体的に進捗や達成の度合いがわかる。しかしながら，スコアカードの数値だけに着目して評価したとしても，それが戦略マップ上の戦略目標の達成や因果連鎖の促進へと直結しているかは判断できない。

たとえば，尺度に用いられることの多い「勉強会の開催頻度」の達成が，戦略目標上の「技術の向上」や「知識の向上」に直結しているのかについては，検証が必要である場合が多い。

BSCは戦略マップとスコアカードの2つで構成され連動している。すなわち，戦略マップは戦略の大きな流れを，スコアカードは戦略マップ上の戦略目標をどのように達成するか，測定し評価するかを表現するものである。

スコアカードの尺度や数値だけを追うと，その達成が戦略マップや戦略目標そのものの達成に効果がなくても，効果があったと誤った判断をしてしまう。そのため，尺度の達成

がどのように戦略マップや戦略目標に影響を与えているか，イメージをもって運用することが重要である。

　これまでの医療機関におけるBSCは，様々な目的を達成するためのツールとして利用され，成果をあげている。目的は，基本的なマネジメント・ツールとしてだけでなく，コミュニケーション・ツールや職員間のベクトル合わせのツールなど，様々である。

　そのため，BSCは複数の目的を内包して導入することも可能である。しかしながら，そのBSCの作成や運用における難易度は，内包する目的の数だけ高くなるといえる。

　BSCは，ビジョンに対して，最も効果的で効率的であると考えられる重要な事項を抽出し，戦略として描き出す。基本的に，すべての事項を網羅的に描くことはしない。しかしながら，その仕組みのなかに複数の目的を落とし込むことで，結果的に種々の事項を網羅的に描く可能性が高くなる。たとえば，「縦の因果連鎖」のない戦略マップを描く，スコアカードに「横の目的手段関係」のない尺度を設定するなど，複数の目的を内包することで，問題を抱えたBSCを作成する可能性が高くなる。もちろん，こうしたBSCを円滑に運用することは困難であり，結果的に中途半端な導入となる。

　BSCは，多くの目的を達成するためのツールとして利用されているが，導入の初期では，1つの目的に対して利用したほうが運用の難易度が低い。複数の目的で利用する場合は，目的の優先度と組織のBSC運用の熟練度を見定めながら行う。

　BSCを正しく理解し，導入を決定したトップ・マネジメントは，どんな抵抗にも負けないで，決意を決めて，ぶれないことが重要である。BSCを組織に導入する際に，作成・導入・運用のどの工程においても，容易に行えるケースは少ない。表面的な作成については，外部に依頼するなどして簡単に作成することができるが，それが機能する可能性はきわめて低い。BSCの作成過程では，課題抽出から戦略策定まで多くの職員の協力が必要になり，また，導入や運用についても同様である。そして，運用時にはBSCを管理することも必要になる。

　多くの協力を必要とする一方で，現場には現場の業務があり，管理者には管理者の業務がある。また，BSCを導入する際にBSCに協力的な職員ばかりであることも考えにくい。多くの場合，導入に懐疑的な職員も存在し，彼らはBSCの一連の作業を不要な業務とと

らえている。

このような状況で，BSC導入に向けて組織を牽引するためには，トップ・マネジメント（経営者層）と，実際の管理・運営を担うミドル・マネジメント（中間管理者層）のBSCへの理解と行動（リーダーシップ）が必須である。組織において経営資源は有限であり，その利用にも制限がある。だからこそ，彼ら・彼女らのマネジメントへの理解と行動，たとえば「BSCが組織のビジョンを達成するうえで有効なツールである」という理解と，「BSCで作成されたことを必ず成し遂げる」という意志がなくては，BSCは円滑に導入できない。

勘所 10 〉 BSCの導入に失敗しないために必要なことを理解する

以下，BSCの導入という点に着目し，失敗しないために重要なポイントについて，前述と重複する部分もあるが考察する。

BSCを導入する際に，組織全体にBSCというシステムを導入することを理解してもらう必要がある。そのため，トップ・マネジメント（経営者層）が作成に参加し活用する意思を見せるとともに，職員へのBSCの教育には時間をかけ，導入はすばやく行う。つまり，BSCの導入に対する病院組織の土台の整備である。

導入の実務においては，BSC導入チーム・リーダーが要となる。BSC導入チーム・リーダーは「伝道師（BSCを正しく理解し，心底BSCは経営のツールとしてすばらしいので，正しく伝えたいと行動している職員）」となり，正しいBSCを学ぶ必要がある。これは，初期のBSCは導入を優先し，基本の型を崩す場合があり，それが常態化しないためである。

トップ・マネジメントは，BSC導入チーム・リーダーを「伝道師」として育成するとともにBSCに対する権限を付与する必要がある。

BSC導入の土台ができ，要となる「伝道師」が育成できたからといっても，初めから多目的に利用することは勧められない。最初から多目的に利用すると，BSCが経営の道具であるという根本的な認識が薄れてしまう。導入当初は1つの目的のためにBSCを用い，組織のBSCに対する成熟を図るべきである。

勘所 11 〉 BSCで戦略を実行するための仕組みを作る

BSCは，作成して完成ではなく，トップ・マネジメントおよび部門管理者であるミドル・マネジメント（中間管理者層）が使うための経営の道具である。作成したBSCを運用・活用するための取り組みは，以下のとおりである。

①指標のデータをモニタリングする

②指標の達成度を評価する

③達成できなかった場合，原因を分析し，解決策を検討する

④解決策を決定し，実行し，再度評価する

⑤作成した戦略マップの妥当性を検証する

こうした取り組みをマネジメント・サイクル（PDCAサイクル）という。病院であれば，少なくとも1年に2度以上は，戦略の達成度を評価するための会議を設け，実質的に検討する必要がある。

勘所12 ＢＳＣを運用しながら，適宜修正できるようにマネジメント・サイクルに入れ込む

BSCを病院全体で導入し運用して行く際に，たとえば以下のような必要性に対応しなければならない。

■ PDCAサイクルを運用する

BSCにおいて，戦略マップは3〜5年の期間を見定めて運用する一方で，スコアカードは原則として単年の運用であり，毎年度，評価・再検討する。それと連動して，必要があれば，戦略マップの修正作業を毎年実施する。

■ BSCの整合性をとる

BSCは，基本的に組織全体としての戦略であり，組織全体の戦略をカスケード（下方展開）し，各部門・部署へと展開がなされていく。この運用上で，組織全体のBSCとカスケードされたBSCの整合性をとり，進めていくことが必要となる。

しかしながら，カスケードされた各部門・部署のBSCを最終目標と誤認すると，組織全体のBSCから遠ざかってしまう。そのような場合は，客観的に整合性を図りながら修正する。

■ BSCの基本概念を理解する

BSCは，「まずは作ってみる」「使ってみる」ことからのスタートが重要である。BSCは戦略マネジメント・システムというツールであるため，利用・運用しやすいようにカスタ

マイズできる。しかし，たとえば，戦略マップの「縦の因果連鎖」やスコアカードの「横の目的手段関係」など，BSCの基本概念を省略してはいけない。カスタマイズしてよいところ，悪いところを理解している必要がある。

上記のほかにも，様々な必要性への対応が求められる。BSCの専門部署があることで，BSCの導入を円滑に進めることができ，BSCにかかわる労力を最大限に活用することが可能となる。

勘所13 病院全体の戦略会議（経営会議）を設置・運用する

戦略会議では，戦略を評価し，部門別の事業計画や予算をリンクさせて管理するシステムを再度検討する。その際に，各部門の経営責任を明らかにして，それぞれの部門での役割と他の部門との業務のすり合わせを確認する。最後に，全体の戦略の評価を通じて，各部門が「部分最適」を目指すのではなく，病院全体の戦略を通じて「全体最適」を目指す方向にベクトルを合わせる。

図2-9のように，BSCを策定した組織では，事前に定義された戦略を成功に導くための手段（**シングルループ学習**[*4]）のほか，入手した新たな情報により，戦略それ自体がどのような課題に直面しているかを討議するための基盤（**ダブルループ学習**[*5]）として，BSCを使用する。

この機能の重要な点は，事前に定義された戦略を管理するだけで，予定した結果からの逸脱を「不具合」として扱うような姿勢は，経営戦略として不適格であるという前提にある。情報化の進んだ現代においては，戦略上のアイデアを，第一線で働く現場の職員がもたらす場合もある。つまり，ビジネスを取り巻く環境に内在する複雑性を，トップ・マネジメント（経営者層）がすべて把握するのは不可能な時代になってきた。

シングルループ（図2-9）は，トップ・マネジメントの指示に従い，戦略を守って目標を変えずに行うループであり，ダブルループ（図2-9）は，現場からの情報のフィードバックによって，戦略や目標を変えていくループである。

具体的に見ていくと，病院全体でこの仕組みを構築するのであれば，年度事業計画と予算策定のプロセスとリンクさせることがポイントになる。たとえば，第1四半期が終了した段階で，その年の尺度の達成度を様々な角度から評価し，達成しなかったものについて，下半期の活動を検討し，次年度に向けた病院全体の方向性を検討する。同時に，事業計画の骨子も検討する。

この際，尺度のデータを用いて達成度を評価することや，達成度をもとにA〜Cのよう

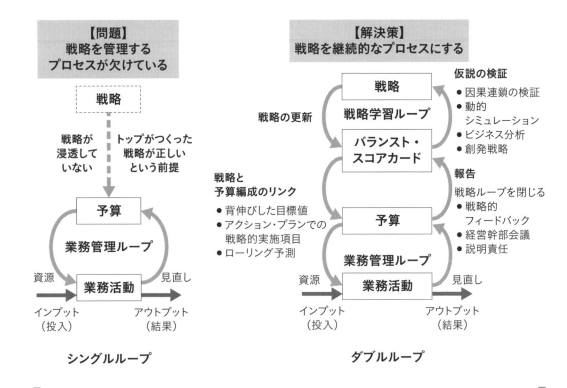

[図2-9　戦略とBSCのループ]

（出所）Kaplan, R.S. and Norton, D.P.（2001a）, *The Strategy-focused Organization : How Balanced Scorecard Companies Thrive in the New Business.* Harvard Business School Press, pp.275, 276.

なランク分けをすること，赤・青・黄など色分けをすることなど，多くの病院で工夫している。そして，これが再び第1四半期の達成度の評価へとつながっていく。

　このように，戦略の立案と評価，それに基づく改善などの活動などの取り組みが通常のマネジメント・サイクルになることで，BSCを運用しながら，出てくるデータや職員の活動から新たに情報が得られ，活用されることになる。つまり，これまで予算対実績などの会計データに基づく業績管理が行われてきたのと同じように，戦略の評価に基づく経営管理が当たり前のこととして実行されるようになるのである（髙橋淑郎，2011b）。

　このような取り組みは，各部門が病院全体の事業計画や予算に参画することにもつながる。そして，各部門の経営責任の明確化や，各部門の事業計画が，「部分最適」ではなく「全体最適」を踏まえたものになり，病院全体が同じ方向に向かうという効果も期待できるのである。

> 勘所 **14** 　戦略管理室（BSC指令室）を設置する

　BSCを継続的に利用していくうえでのポイントとして，年間のマネジメントに関する経

営会議（トップ・マネジメント（経営者層）の集まる会議）に，当年度のBSCの評価および次年度の再検討というプロセスを組み込むことがあげられる。

BSCを経営会議へ組み込むことのメリットはいろいろ考えられるが，一つの大きなメリットとして，次年度以降のBSCを発展させることが期待できることがある。経営会議で当年度のBSCの進捗状況の報告を受けることにより，問題点や課題を病院全体で共有することができる。それらの問題点や課題に対する対応策を検討し，その検討内容を次年度のBSCに反映させることによって，初年度のBSCより格段にブラッシュアップされた内容のBSCが作成できる。この繰り返しにより，BSCは確実にその医療機関に適した形へと進化していく（第3章 Q.33参照）。

勘所 15 ▶ BSCと年度計画，予算との整合性を確保する

BSCは，そもそも病院の経営戦略を表すものであり，この観点からは年度計画とBSCの内容は当然，整合性が図られている必要がある。また，BSCで作成するアクション・プランは，予算を必要とするが，病院の予算との整合性がなければ，そのアクション・プランを実行することが不可能となり，BSCは，結局，絵に描いた餅となる。

BSCを確実に運用していくためには，年度計画や予算との整合性が必要不可欠のものとなってくる。この観点から，「戦略会議」は，次年度の事業計画，予算，BSCを包括的にとらえ，互いが矛盾することのないように，事業と予算とその採算の整合性を図ったうえで議論を進めていく。

来年度はどのような事業を行うのか（事業計画）

- 各部門で，取り組みたいことを計画する

  →それは，病院の基本方針や戦略に沿っているか

  →それは，本当に必要不可欠か

実行するだけの予算はあるか（資金計画）→部門予算

- 取り組みたい計画には，どのくらいの資金がかかるか

  →資金がなければ，どんなに良い計画も実行できない

  →予算によって，事業計画に責任と権限が与えられる

取り組んだら，成果が出るか（採算計画）

- 実行する際には，稟議書の承認が必要である（予算管理）

- 実行した結果の評価も必要である（予算対実績）

上記の事業計画，資金計画，採算計画をバランスよく考えることが重要となるが，それはBSCによる事業計画が基本となる。

BSCは，戦略の策定，伝達，実行，評価，再設定に至る戦略マネジメント・システムである。BSCでは戦略マップを用いて，戦略の策定，伝達，共有化が行われる。しかし，戦略の概念が正しく理解されていないと，業績，職員満足度，患者満足度の向上に結びついた戦略マップを描くことができない。

戦略マップで検討され，記載される戦略が，既存の病院業務の延長線上にあるか，わずかな修正を加えたものにすぎないケースが少なくない。たとえば，ある病院のBSCの指導をしていた際，戦略として「ノバリス（高精度放射線治療システム）を導入して付加価値の高い治療を行う」があげられた。議論していると，競合する病院がすでにノバリスを導入しており，競合する診療圏で同様の医療サービスを開始しても追いつくことは難しいことが予想された。競合する病院を単純にまねる場合，勝てるのは経営資源（人材と資本）が圧倒的に優位なときのみである。

このように，多くの病院が戦略とよんでいるものは，地域で他の競合病院に勝ちたいがためのものであり，真の戦略になっていない。勝てない戦略に基づいてBSCを作成して実行に移しても，成果に結びつけることはできない。

また，競合する病院に勝つことばかりが戦略ではない。たとえば，地域の他の組織との関係を中心にみると，病院は他の組織とのネットワークを通じて地域社会に影響を与えている。したがって，病院-病院，病院-診療所，病院-企業，病院-その他の組織など，地域の様々な組織とネットワークを形成し，それを統合していくことが経営課題となり，新しい発想で戦略を考えるチャンスとなる。

地域社会を構成する要素は，「ヒト，モノ，カネ，情報」など経営資源の交換と結合によって生まれる。また，組織間のネットワークの複雑さによって組織間の関係が規定され，その結果が地域社会に影響を及ぼすことになる。病院は，地域社会で価値ある多種多様な資源を備えているので，地域での影響力は大きい。病院は公共性が高く，非営利組織とみなされており，機能している病院が競争のための戦略を考えることが社会にとって重要かという問題についても，BSCで考えることができる。

病院は，一般の企業と同じように，生き残っていくために，医療の本質にかかわらない過剰な付加的サービスを提供することや，質の確保を危うくしながら，コストを下げることなどで，競合する相手に勝つことがすべてではない。医療は人的資源を多く必要とする

ため，限りある資源を無駄なく消費するという思考に転換するべきである。地域社会で共通のビジョンを示し，各病院が利用できる「持続可能な病院BSCモデル」の開発が望まれる。そのためには，連携や提携や関係性を考え，戦略的経営を実践するための相補的でwin-winの関係を築いていくことが必要となる。すなわち，協調戦略である。それには，BSCという経営の道具は「戦略経営実践の枠組み」として有効である。

いずれの場合も，成果が得られないと，BSCへの批判が生まれ，その批判が大きくなると，運用を続けることができなくなってしまう。戦略のないBSCは，BSCの導入や運用で生じる問題というより，病院組織が戦略を策定する基礎的な能力で劣っていることに起因している。

本来，BSCは改善するためではなく，組織を変革するための戦略マネジメント・システムであり，「戦略経営実践の枠組み」である。あるべき到達点を見失わないで，各病院でBSCを営々と進化させていく必要がある。

勘所 17 ▶ BSCをモニタリング・分析・評価する

BSCをモニタリング・分析・評価する際のポイントは，以下の2点である。

---

①作成した戦略マップの方向性が正しかったのかを検証する

②作成したBSCを運用したとき，あるいは客観的に時間をおいてみたときに，戦略マップやスコアカードが適正に作成されているかを検討する

■ 事例検討

以下，山形県立中央病院の2010年度の戦略マップ（図2-10）を参考に検討してみたい（髙橋淑郎，2011c）。戦略テーマは「DPC（診断群分類）の分析を通じた良質な医療の提供」である（図2-11）。

■ 学習と成長の視点

「スタッフの確保・育成と院内情報の共有」という戦略目標からだけでは，DPCのイメージが湧いてこない。確保や育成という言葉は便利であるが，言葉のもつ意味が広く，定義が曖昧になりがちである。

何をやるためのスタッフ確保なのか，何をするための育成なのかを明示したほうが，戦略マップのストーリーがより明確になる。この場合，「DPCに関するスタッフの確保・育成と院内情報の共有」とすると明確になる。

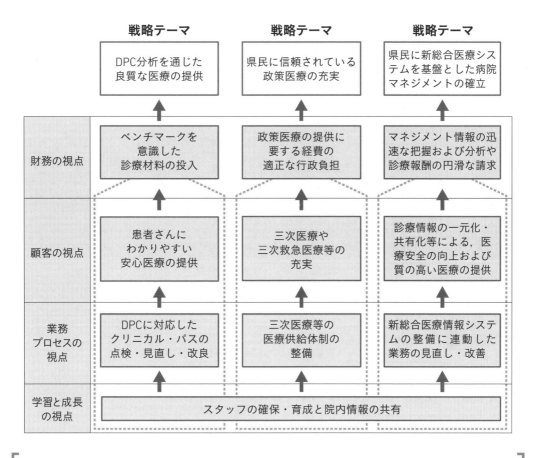

［図2-10　戦略マップの例］

(出所) 髙橋淑郎 (2011)「山形県の医療政策と連動した山形県立中央病院のBSC」医療バランスト・スコアカード研究, 8 (2), p.146.

■ 業務プロセスの視点

　重要成功要因の「クリニカルパスの改善」では，曖昧である。さらに，「クリニカルパスの見直し件数」が尺度になっているが，クリニカルパス（以下，パス）を何のために使い，どのような改善を行うのかかが，わかる重要成功要因がよい。

　パスを見直す目的は病院により異なる。在院日数が長いケースもあれば短いケースもある。診療報酬の仕組みに適合していないケースもあれば，そもそも医師にとって使いにくいケースもある。パスの何を改善するのか，何をしたいのかを明確にする必要性がある。

■ 顧客の視点

　重要成功要因の「クリニカルパスの普及」では，職員により解釈が分かれる可能性がある。ターゲットを絞って，どのパスがどのくらい使用されるべきかを管理したいのか，全

戦略テーマ：DPCの分析を通じた良質な医療の提供

	戦略目標	重要成功要因	尺度	目標値	アクション・プラン
財務の視点	ベンチマークを意識した診療材料の投入	・診療材料のベンチマークした件数 ・単価を下げた件数	・病床利用率 ・医業収支比率 ・材料費対医業収益比 ・入院・外来診療単科 ・診療材料の対前年度購入単価比		
顧客の視点	患者さんにわかりやすい安心医療の提供	クリニカル・パスの普及	クリニカル・パスの運用率		
業務プロセスの視点	DPCに対応したクリニカル・パスの点検・見直し・改良	クリニカル・パスの改良	クリニカル・パスの見直し件数/年		
学習と成長の視点	スタッフの確保・育成と院内情報の共有	・医療スタッフの充実 ・ニーズに即したタイムリーな研修 ・院内情報の共有	・看護師・診療放射線技師の増員 ・職員の学会参加状況 ・院内職員の研修回数 ・院内広報誌の発行回数		

図2-11　スコアカードの例

(出所) 髙橋淑郎（2011）「山形県の医療政策と連動した山形県立中央病院のBSC」医療バランスト・スコアカード研究, 8 (2), p.147.

※スコアカードは，タテの因果連鎖を理解したうえで，戦略目標をどのように達成していくか，横の目的手段関係を明らかにして，方法・目標値・評価尺度などを関係付けていくものである。

体としてのパスの適用率を管理したいのか，パスの種類を増やしたいのかなど，その目的を明確にすることで説得力をもつことになる。

■ 財 務 の 視 点

　戦略マップ（図2-10）の「ベンチマークを意識した診療材料の投入」では，因果連鎖がない。明確なターゲットを絞ったほうがよい。一方，スコアカード（図2-11）では「医業収支の黒字化」という戦略目標になっている。そこで，戦略マップには出てこない点を説明することが必要となる。考察するとDPCの採算性の改善が戦略目標ではないかと思われる。

以上のような過程で議論していくことが必要である。また，この議論は決して個人を責めるものではなく，皆で考え抜いていくことに意味がある。以下，見直しの際に，注意すべきことをあげる。

戦略マップでは，「因果連鎖に飛躍がないか」を考えることが必要であり，中間的な戦略目標をおいたほうがよりわかりやすくなる場合もある。また，「因果連鎖が正しいか」「ほかに適した戦略目標が存在する可能性がないか」のように，下の戦略目標の達成が上の戦略目標の達成を促すことも重要である。そのほかにも，「戦略マップの戦略テーマは適切か」「戦略目標を設定したときの意図と成果尺度が合致しているか」「戦略を正しくとらえているか」などを常に考えることが必要になる。

一方，スコアカードでは，スコアカードに数値を入れることがモニタリングにはならないことをまず理解する。次いで，「戦略目標と重要成功要因が正しく表現されているか」「尺度と戦略目標がリンクしているか」「尺度とアクション・プランに関係性があるか」「尺度の数は適切か」「成果尺度（遅行指標）とパフォーマンス・ドライバー（先行指標）の関係性はどうか」などを考えていくことが必要になる。

勘所 18 》 BSC運用のためのスキルを長期的に教育する

すべての医療機関の管理者（役職者）に，BSCを運用する十分な能力があるわけではない。カスケードの後も含め，BSCの作成や運用においては，課題の抽出や解決，論理的な思考等の物事を考えるスキルが求められる。

その一方で，医療機関における教育における比重を考えた場合，実務を行う能力であるテクニカルスキルの教育が圧倒的に多い。この点は医療機関における専門職の特性といえるだろう。テクニカルスキル教育が多い一方で，上述の課題抽出や解決，論理的な思考等の教育は職種や職位を問わず少なく，個人の素質や経験（または一過性の外部研修）に委ねられる場合が多い。

医療機関において，自院の人材のみでBSCを作成することも多くなってきたが，形だけまねて作ることができるため，BSCをまったく作成できないという場合は少ない。しかし，運用がうまくいかない，思うような効果が得られないという場合，BSCを運用するうえで必要となる能力を教育せず個人に委ねたために素質や経験が追いつかず，能力が十分ではないという可能性がある。

具体的な例をあげると，入院患者からクレームがあった際に，原因や課題の抽出よりも，受け持ちスタッフの変更で取りあえずの解決を図るなどの場合である。またインシデントの報告の際，経緯や背景については詳細を求める一方で，課題やそれに対する対策に

ついては，あまり言及しない場合がある。こうした対応をとる管理者は，残念ながらBSCを運用するための能力が不十分と考えられる。

　BSCを運用するためのスキルは，即日で身につくものではないため，BSCの導入に際して，長期的にスキルの育成法を検討・実施する必要がある。個人の素質や経験のうえに，しっかりとしたスキルを身につけられれば，BSCの運用はより強固なものとなる。

勘所 **19** ▶ 部下が「上司はBSCに無関心」と認識してしまうと，運用がうまくいかない

　カスケード（下方展開）されたBSCでも，部門で作成されたBSCでも，管理者がすべて現場（実行する側）に任せてしまうと，BSCの運用はうまくいかない。つまり，管理者が作成したBSCをただ眺めているだけでは結果に結びつかないということである。

　カスケードされたBSCや部門で作成されたBSCにおいて，計画と実行を完全に分離すると，部下（現場）に「上司は無関心だ」という印象を抱かせてしまい，作成されたBSCに対する興味が失われ，嫌悪感を抱かせてしまうからである。特に，階層が深くなるほどこうした印象を抱きやすく，たとえば，看護部のBSCの実行を看護部長が師長に任せる場合よりも，病棟のBSCを病棟師長が現場に任せる場合のほうが，「上司は無関心だ」という印象を抱きやすい。現場スタッフが「BSCなんてよくわからないし，結局丸投げで師長は何もしない」と，ぐちを言っている姿を想像してもらうとわかりやすい。

　管理者は，計画と実行の間で，計画の意図の説明や実行するうえでの課題解決，支援を行い，管理者が「自身のこと」としてかかわっていることを現場スタッフに示す必要がある。

　なぜなら一般的に，階層が深くなるほど，管理業務についての理解が浅く，BSCを俯瞰して理解することや実行への思いが乏しいと考えられる。そのため，管理者の支援が必要であり，管理者の目に見える行動に影響されやすいといえる。また，多くの場合，彼らにとっての優先順位は，BSCの実行よりも日々の業務のほうが高いことも影響している。

　もちろん，管理者の次席（部長にとっての副部長，師長にとっての副師長や主任）が優秀なケースもある。管理者が次席と熱心に協議する場合は問題ないが，次席だけが支援に熱心な場合，管理者が現場スタッフではなく次席に任せているだけで，構図に変化はないため同様である。むしろ，「次席が点数稼ぎで騒いでいる」とネガティブにとらえられるリスクさえ存在する。

　カスケードされたBSCや部門で作成されたBSCほど，その管理者の実行および支援が必要である。

| 勘所 **20** | 組織力が低下したときほど，管理者のBSCへの基礎的理解が求められる |

　BSCの運用において，特に部門のBSCにおいて課題となり，最も大きな影響を及ぼすものは「予期しない組織力の低下」であり，その代表的なものは人員の減少である。

　急な退職や休職など，BSC作成時に想定していた組織力が，運用中に低下するということがある。これは減少人員数という量的なものと，中核となる職員の退職という質的なものが考えられる。

　このような組織力の低下が起きると，BSCの運用どころではなくなる（図2-12）。部門では，日々の業務で精いっぱいである。管理者，職員共に残業時間が増加し，思うように休みをとることができず，その状況が長引くことで徐々に現場の雰囲気が悪くなっていく。欠員の補充がなされても，育成期間が必要であり，組織力がすぐに回復するわけではな

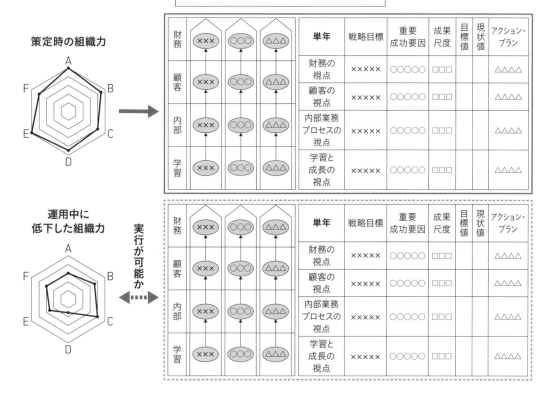

［図2-12　組織力の変化］

（出所）西谷啓太作成

い。そのため，育成さえも負荷としてのしかかる。

この状況は，短期的な組織力の低下が中・長期的な戦略の継続を困難にしている状況（長期が短期に駆逐されている状態）である。

また，この状況でBSCを予定どおりに運用しようとすることは，**マズローの欲求階層理論**[*6]でいうと，生理的欲求を満たすことで精いっぱいなときに，自己実現を行おうとしていることにも似ている。

BSCを運用していくうえで，このような場合ほど，管理者（BSCを運用する部署）のBSCの基礎理論についての深い理解が問われる。

基礎理論を深く理解していれば，前提となる条件が変わってしまった場合に，BSCを無理に進めることはせず，現状のBSCの何を諦めるか，何を残して何を次へつなげるかを考えることができる。また，どのように再構築するか，現状のBSCをどのようにリサイクルできるかについても考えることができる。

少なくとも，現状と乖離したBSCを利用し続け，現場職員の疲労を助長することはない。

勘所 21 ▶ 些細なことでも，BSCの運用に大きく影響する問題は早めに解決する

■ 焦り

BSCを作成し運用までもっていくには，予想以上に時間がかかることが多く，担当者に焦りが生じる場合がある。

解決に向けて：BSCは「教育に時間をかけ，導入は迅速に」が鉄則であるが，1年以上の時間を予定しておくことが望まれる。

■ 成果指標が減らせない

戦略マップの作成時に，戦略目標のもつ意味を考え抜いて絞ったとしても，スコアカードの重要成功要因が多く出され，それに伴って，成果指標が減らせないという傾向がある。

解決に向けて：成果指標を一つ増やすのであれば，既存の成果指標を一つ減らすなどの対策を考慮する。

■ 思い込み

それほど重要ではない指標を，「思い込み」でそのまま使用している場合がある。一度採用した指標をその後も使い続けることで，新規の指標を受けつけないなど，重要成功要

因が変わっても，前の尺度への思い入れが残っている場合は注意が必要である。また，作成時の議論を引きずっている場合などもある。

解決に向けて：こうした思い込みを消去して，再構築していく冷静さが求められる。それには，客観的にあるいは俯瞰してBSCを考えることが役立つ。

＊1　護送船団方式：特定の業界において経営体力・競争力に最も欠ける企業・自治体・病院が，落伍することなく存続していけるよう，行政官庁がその許認可権限を駆使して業界全体をコントロールしてきた事実をいう。船団のなかで最も速度の遅い船に速度を合わせて，全体が統制を確保しつつ進んでいくことから「護送船団方式の厚生行政」と言われる。

わが国の民間病院，特に診療所からスタートした多くの民間病院は，経営基盤が非常に脆弱である。その背景には，わが国の医療および病院経営が過度に行政に頼り，自らの基盤を自らで築いていくという"自立と自助，自立と自律の精神"を行政が忘れさせてきたことが，行政・医療業界双方に都合が良かったからであろう。このような半官半民のような曖昧な，護送船団方式で守られてきた世界がわが国の医療の姿といえる。

しかし，国の財源が厳しくなってきたことで，厚生行政が変化し，病院が，自分で考えて経営しなさいというように変化してきたことから，これまで一部を除いて，経営戦略などを考えてこなかった病院は，どうしてよいかわからないといった状況になった。

＊2　TQC（total quality control）：TQCとは，組織のなかのすべての人が参加して進める品質管理を指し，「全社的品質管理」という。長年，品質管理は品質管理を担当する特定部門のみが行うものとされていた。しかし，それでは質の絞り込みはできないので，優れた品質管理に結びつかないとして，トップ・マネジメント（経営者層）から直接部門，間接部門に関係なく，全員がおのおのの職場のなかで品質管理を行うようになった。TQCは，日本の品質管理活動の特徴であり，現場に頭を返すQCサークル活動とともに世界から注目されている。要するにTQCは，すべての社員で「品質管理」をやりなさいということといえる。

＊3　TQM（total quality management）：TQCの考え方をさらに発展させた「TQM」という考え方が，モノづくりやサービス提供の現場では主流となった。TQMとは総合的品質管理の略称である。日本品質管理学会が公表している「品質管理用語」では，「プロセスおよびシステムの維持向上，改善，革新を全社的に行うことで，経営環境の変化に適した効果的かつ効率的な組織運営を実現する活動」としている。要するにTQMとは，TQCを発展させた，業務・経営全体の質向上管理といえる。

1996年4月，TQC活動の中心であった（財）日本科学技術連盟は，世の中の情勢に呼応するかたちで，従来のTQCをTQMに変更することを表明した（TQM委員会編,1998）。TQMは，製品の品質はもとよりサービス業務の質，経営の質など品質の向上を追求する「品質管理」の方法と定義されている。

＊4　シングルループ学習とは，過去の学習や成功体験を通じて獲得した「ものの見かた・考え方」や「行動様式」にのっとって，目標または意思決定ルールを使用して問題解決をしようと試みる学習である。BSCではトップ・マネジメント（経営者層）の指示に従い，戦略を後生大事に守って，目標を変えずに行うループであり，これは戦略を管理するプロセスが欠けているという問題を含んでいる。

＊5　ダブルループ学習は，現場からの情報のフィードバックによって，戦略や目標を変えていくものである。つまり，それによって組織は，現場における自らの戦略を作成済みの目標の達成度を見て戦略を見直すことが可能になる（Kaplan, R.S. and Norton, D.P., 1996, p.241）。

＊6　マズローの欲求階層理論（Maslow's hierarchy of needs）：アメリカの心理学者マズローは，人間の基本的な諸欲求は並列的ではなく，階層的に存在していると考えた。そこで人間がもつ複雑な欲求を5段階（5つの階層）に体系化して，仕事に対する意欲を高めるモチベーション研究の基礎理論の開発に貢献した。マズローによれば，下から生理的欲求，安全欲求，社会的欲求（帰属欲求），自我欲求（承認欲求），自己実現欲求までの階層を形成している。人間の欲求はその人の成熟度に応じて，低次段階の欲求が満たされてくると，次の欲求を満たしたくなってくるので，より高い段階の欲求を満足させるように行動するという。

5

ま と め

BSCを導入している病院が増えてきたが，詳細に現場の事例を検討すると，導入のレベルは以下の5つに分類できる（髙橋淑郎，2008）。

【第1のレベル】
包括型業績評価のレベル

【第2のレベル】
トップダウンか，一部の部門がトップ・マネジメント（経営者層）の承認を得て導入し，現場スタッフが作成しているレベル

【第3のレベル】
戦略マップとスコアカードを1セットとし，組織の多くの人を巻き込んで作成しているレベル

【第4のレベル】
第3レベルに加え，PDCAサイクルを用いて，目標値と実際値の分析ができるレベル

【第5のレベル】
第4のレベルに加え，継続性をもって実行しているレベル

---

1 第1のレベル

「業績評価型」とよばれ，スコアカードによる伝統的な業績評価が主となっている，いわゆる包括型業績評価のレベルである。キャプランとノートンの4つの視点（財務の視点，顧客の視点，業務プロセスの視点，学習と成長の視点）に配慮しているが，戦略マップは作成されていない場合が多い。

戦略マップは作成していないが，スコアカードをBSCの4つの視点から作成しているという病院の事例から，BSC導入の際は，最初は，ここからしかスタートできないという，わが国の病院の経営的，組織的な成熟度に配慮すべきことがわかってきた。SWOT分析，

クロス分析などから抽出された経営課題を4つの視点に分類し，それぞれの課題に尺度を設定してスコアカードを作成し，その達成度を測定することで，業績評価を行うというものであり，この段階では多くの場合，戦略マップは作成されていない。

キャプランとノートンは，このようなスコアカードを「KPIスコアカード」（戦略マップがなく，指標間に関係性が見られなく，単に成績表になっているスコアカード）として，BSCと区別している（Kaplan, R.S. and Norton, D.P., 2001）。この段階のスコアカードは，従来の財務データ中心の業績評価ではなく，多面的視点で定量的なデータを用いて業績評価を行うことで，経営課題の所在を明確にすることができるという点が大きな特徴であるが，多面的な視点として，4つの視点から評価が行われていることが必須である。わが国では，この段階でBSCを導入していると表現している病院が多い。

2　第2のレベル

トップダウンか一部の部門がトップ・マネジメント（経営者層）の承認を得てBSCを導入し，現場の職員が作成しているレベルである。

このレベルでは，戦略マップとスコアカードが作成されているが，組織のミッションやビジョンとスコアカードとが関係していない場合や，戦略マップとスコアカードとが正しくリンクされていない場合がある。BSCが，特定の部署，特定の職員によって作成されている段階である。

3　第3のレベル

戦略マップとスコアカードを1セットとし，組織の多くの人を巻き込んで作成しているレベルである。すなわち，戦略マネジメント・システムとして，BSCを作成・実行している段階である。このレベルのBSCは，病院のミッションやビジョンに向けて経営課題を明確化し，病院全体で共有することで，重要な経営戦略を確実に実行するものである。そのためのツールとして，因果連鎖を考慮した戦略マップとスコアカードが確実に用いられている。「戦略経営実践の枠組み」（髙橋淑郎，2021）として利用される原点でもある。

このレベルでは，職員が戦略を共有し，BSCの適応を意識して行動できる。戦略とスコアカードがリンクし，トップダウンでBSCの理論や導入目的が伝達され，現場からのボ

トムアップで組織の多くの人が関与して作成されていることが多い。また，それらのプロセスでBSCがコミュニケーションツールとして機能している。

　第2のレベルとの違いは，戦略とのリンクとBSC作成プロセスが異なることである。

4　第4のレベル

　戦略マップとスコアカードを1セットとする第3レベルの上に，PDCAサイクルを用いて，目標値と実際値の分析ができるレベルである。ここでは，戦略をコントロールするBSCが利用できていることが基準になる。また，BSCを用いた戦略実行に対し，その指標をモニタリングし，評価することで，改善すべき課題や次の戦略策定につなげるというマネジメント・サイクル（PDCAサイクル）を構築する段階である。

　このレベルでのポイントは，BSCによる戦略の達成度をレビューする仕組みを作り，それを運用していることである。それにより，「戦略経営実践の枠組み」の運用の完成となる。

　具体的には，BSCを作成する部署とモニタリングの部署がある。BSCを運用するなかで，職員が組織の「全体最適」を意識し，納得している。

5　第5のレベル

　第4のレベルに加えて，継続性をもって実行しているというレベルである。これまで多くの病院でみられた指示待ち体質の組織風土から脱却し，職員自らが考えて動く組織へと変化する。それによって職員の意思決定の質とスピードが向上し，多くの職員が戦略意識をもって行動し，BSCだけでなく，他のマネジメント・システムを統合し，組織変革を目指して組織が動いているレベルである。

　第3のレベル以上になると，病院がBSCを作成，運用していく段階で，経営の方向を定める戦略会議を行うことは有効といえる。日本の多くの病院は，第3のレベルを目指してBSCを導入しようとしていると思われる。また，第3のレベルに進む前に，第2のレベルで止まってしまうケースも多くみられ，そこでは共通するいくつかの課題がうかがえる。それは，「BSCを作る」ことが目的化し，作ったことで力尽きてしまう，作って満足して

しまうというものである。このため，第3のレベルに進めないのである。なぜ，このような状況に陥るのかというと，BSCを完璧に，教科書どおりに作ることに労力を費やしてしまったためと考えられる。

　BSCの本来の目的は病院のミッションの追究を踏まえて，ビジョンを達成することである。BSCは病院の経営戦略を確実に実行し，達成するための手段であり，そのプロセスで組織が変革されていくといえる。しかし，BSCをすべての部署に配慮して作ることが目的になると，多くの経営課題を詰め込みすぎ，尺度が多くなり，実行不可能なアクション・プランを設定し，形だけが整ったものになってしまう。このため，BSCは作成されても，運用できないという状況に陥るのである。官僚的な組織では，事務局が医療の現場と乖離したBSCを作成してしまう場合もよくみられる。

　また，BSCを作成しても運用できないという段階で無理に運用しようとすると，BSCを理解していない職員を増やすことになる。さらに，データ収集などの作業が増えるため，管理コストが大きくなるという問題も生じる。

　また，これを部門にカスケード（下方展開）しようとすると，作成に時間と労力がかかり，部門の負担が増え，「やらされ感」をもつことになる。一方で，BSCがテンプレート（雛形）のように定型化された枠組みになってしまうと，考え抜かないでBSCが作成され，何も考えずに項目やデータを当てはめる方法で作成することになる。

　BSC導入のポイントとして以上の点を意識することで，導入の失敗の可能性は大きく低減される。

第 **II** 部

BSCに関する
疑問・質問に
答える

病院の様々な職種，職階の人と話をしていると，「バランスト・スコアカード（balanced scorecard, BSC）は，聞いたことはあるが，よくは知らない」あるいは，「以前はある程度知っていたが，もう忘れた」「看護部でBSCを取り入れているが，病院全体では使用していない」といったことを聞くことが多い。

　一方で，「病院でBSCを導入した当初はそれなりに勉強したが，継続して学習していないので，他の病院の発表などを聞いても，よくわからなくなった」や，「今年から病院で導入しようと準備しているが，よくわからない」という人もいる。

　BSCの理論は進化を続けており，第1世代の包括的業績評価システムという意味合いは現在でも着実に行われているが，第2世代の戦略の策定，実行，評価という戦略マネジメント・システムへと発展し，その後，第3世代では組織や職員を変えていくというところまで来ている。これらの成果を病院で取り込むことは，「病院経営の近代化」という言い古された言葉以上の価値がある。

　病院経営にも**SDGs**[*1]や**持続可能性**[*2]などの用語が飛び交う昨今であるが，BSCが戦略経営実践のツールとして，病院職員を変え，病院組織を変え，活性化した，生き生きした元気な病院組織を作り上げていくプロセスに寄与することは，これまでの研究からも実証されている（髙橋淑郎，2021）。しかしながら，病院に組織力がないと，BSCは「絵に描いた餅」になってしまうことが多い。このような「BSCを作成しても実行できない」という相談も，一般社団法人 日本医療バランスト・スコアカード研究学会で多々受けてきた。

　このため第3・4章では，BSCを"絵に描いた餅"にしないために，キャプランとノートンの考えを受け継いだ正統な作成方法を理解することを目的に，BSCの基本を，その運用も含めて丁寧に示し，Q＆A形式で解説する。

＊1　SDGs（Sustainable Development Goals：持続可能な開発目標）：2015年9月の国連サミットで採択された「持続可能な開発のための2030アジェンダ」にて記載された2016年から2030年までの国際目標である。持続可能な世界を実現するための17のゴールと169のターゲット（具体目標）から構成され，地球上の「誰一人として取りの残さない」ことを誓っている。

＊2　持続可能性：持続可能性が注目され始めたのは，1984年，国連に設置された「環境と開発に関する世界委員会（World Commission on Environment and Development, WCED）」である「ブルントラント委員会」（1987年までの約4年間にわたり開催）の成果を受けてまとめられた報告書である，『Our Common Future（邦題：地球の未来を守るために）』において，「未来の世代がニーズを満たせる可能性を損なうことなく，現在のニーズを満たすこと」と持続可能な発展を定義したことから始まる。

　持続可能性という考え方は，「持続可能な発展」という政治的でマクロな概念に由来するが，現在では，企業や病院というミクロ組織が実行可能なように読み替えられている。

　BSCの使用により，経済，環境，社会の問題を統合することで，トップ・マネジメント（経営者層）が，持続可能性のこれら3つの次元すべてを踏まえて，組織の業績改善の目標に取り組むことが可能になる利点がある（第4章 Q.49参照）。

※BSCの作成・導入・運用・発展における諸問題について述べているQ＆Aの一覧は，目次に記載しています。

第 **3** 章

Q&A形式による
BSCの基本＋α

BSC（バランスト・スコアカード）とは？

バランスト・スコアカード（balanced scorecard, BSC），
業績評価システム，戦略マネジメント・システム，
無形資産のマネジメント，マネジメント・コントロール，戦略コントロール

　バランスト・スコアカード（balanced scorecard, BSC）を端的に示すことは難しい。それはBSCが多くの特徴を持っているからと考えられる。そこで「BSCとは」という問いに対して，本稿では順を追って，BSCの本来的機能を絞り込む議論をしながら定義を示していく。

　BSCは，北米で財務的な結果のモニタリングのみを中心とする業績評価システムを見直すことから生まれた。すなわちBSCのコンセプトは，会計や財務における短期主義と過去の結果としての財務志向の問題から，業績測定の新しいアプローチとして1990年代初頭に開発された（Kaplan, R.S. and Norton, D.P., 1992）。

　なぜなら，キャプランとノートンは，業績測定の焦点を財務的側面のみに当てることで，マネジメント・コントロールの妥当性が失われていることを憂慮していたからであり，マネジメント・コントロールの妥当性を取り戻すために，バランスの良い財務指標と非財務指標を活用した包括的業績評価手法として，BSC（Kaplan, R.S. and Norton, D.P., 1992）を発表したのである。

　つまり，彼らはこの憂慮をもとに，1984年から1992年にかけて行われたキャプランの実証的研究（Kaplan,R.S., 1994）を活かして，財務的側面と非財務的側面を平等に一体化したBSCというツールを開発した。具体的には，知的資本，知識創造，優れた顧客志向などのソフト要因がますます重要になるという仮定に基づいている。

　キャプランとノートンは，BSCを用いた，企業戦略に適応させた4つの視点からとらえる新たな業績評価システムとしてBSCを提案した（Kaplan, R.S. and Norton, D.P., 1992, 1996b）。このBSCは，長期的な財務的成功への無形資産の貢献と変換を明示し，その結果，コン

トロール可能にすることを目的としていた。

　そのプロセスとして，4つの視点間の因果連鎖あるいは各視点での戦略目標の重要性が次第に増すように変化してきた。具体的には，1996年の書籍から，BSCの戦略的利用がキャプランとノートンによって提唱されてきた（Kaplan, R.S. and Norton,D.P.1996b, Kaplan, R.S. and Norton,D.P.,2001a）。さらに組織のミッションやビジョンを定義し，ビジョンを実現させるための戦略を策定することもBSCによって達成できると彼らは主張している。これを受け，バイブルらは，BSCを単なる業績評価システムだけではなく**戦略マネジメント・システム**[*1]と位置づけたのである（Bible, L. Kerr, S. and Zanini, M., 2006）（第4章 Q.45〜47参照）。

　キャプランとノートンは，論文や書籍で，「BSCとは……である」といったように，これがBSCであると，明確な表現でBSCを定義していない。強いて言うならば，「戦略マネジメント・システムとしてのバランスト・スコアカードの利用」（Kaplan, R.S. and Norton,D.P.,1996a），あるいは，「バランス・スコアカードは，単なる戦術的ないしオペレーショナルな業績評価システムではない。したがって，革新的な企業は，バランスト・スコアカードを「戦略的マネジメント・システム」として利用し，長期的展望に立って戦略をマネジメントしている」として表現している（Kaplan, R.S. and Norton,D.P.,1996b, 邦訳p.11）。これらの表現は，キャプランらの経験を体系的にまとめたものであり，改めて定義して，第三者に示したというようには判断し難い。

　したがって，BSCは，様々な見方ができる経営のツールであると同時に，複数ある特質を，論者が様々にそこだけ取り出して定義づけのようなことを行ってきた。例を示すと，「BSCは，無形資産のマネジメント・システムに効率よく統合できるツール」と定義することで，BSCは病院が持っている知的資本や組織資本などの無形資産を，将来的な成功の価値要因として，より適切に管理できるようになることが示すことができる。このような定義は，「学習と成長の視点」に重点を置いた定義としてとらえることができる。

　これまでのほとんどのマネジメント・ツールでは，主に重視されているのは「財務の視点」の財務結果であるが，これは本来的に結果（事後・遅行・成果）指標である。

　一方で，病院が将来的な成果を管理するには，事業が成功するための**パフォーマンス・ドライバー**[*2]としての先行指標を特定し整備することが基本となる。したがって「学習と成長の視点」を起点として，業務プロセスの視点や顧客の視点などを先行指標，結果（成果）指標と関係づけて，因果連鎖で結んだ仕組みが必要となる。これはつまり，病院の知識ベース，患者に魅力を感じさせる能力，プロセスの質の優れたコントロールなどの無

形資産を基盤として，今後の財務実績に及ぼすであろう貢献について考察することができるという立場からの定義といえる。

　他の定義を考えてみると，「BSCは包括的業績評価システムである」という定義は，BSCの初期のころの考えに限定した定義といえる。この定義では，組織にとって戦略的に重要な**遅行（結果・成果）指標**[*3]と**先行指標**[*4]を，4つの視点で結びつけて業績測定を行うことが中心的関心事になる。しかし，BSCは単なる業績指標の寄せ集めではなく，4つの視点間の因果連鎖を各視点の戦略目標間の因果連鎖としてとらえ，それぞれの視点の**戦略目標**（→p.12）の，結果（成果）指標と先行指標を因果連鎖によって結びつけ，戦略的に財務の視点での組織の長期的成功に方向付けるものであることが，この定義からは示されていない。このように，BSCのすべての機能を端的に表現しようとすることは難しいことがわかる。

　たとえば別の定義では，「BSCは，経営戦略を成功に導くための経営ツールであり，それは戦略経営実践のフレームワークでもある」。「BSCは，業務活動や非財務活動を企業の長期戦略と因果関係で結びつけ，すべての組織活動を戦略と関連づけて調整し，管理し，実行することを支援する」といった，戦略経営に主眼を置いたものもある一方で，「BSCは，経営の経済的な成功に重大な影響を与える非財務的な戦略的な成功要因を考慮に入れることを可能にしている。したがって，BSCを発展させていけば，環境・社会的側面を企業の主要な経営システムに組み込むための有望な出発点ともなる」というように，BSC理論の発展にまで言及しているものもある。このように，理論の発展プロセスのどこの段階を中心にして，どのような機能や特徴を取り上げるかでまったく変わってきてしまう。

　BSCの基本は，当初は戦略を所与のものとして，多角的包括的な業績評価を目指してきたが，その後，BSCは戦略を策定し，実行し，評価し，戦略をコントロールするように変化し，それによってBSCは経営戦略論として発展し，戦略マネジメント・システムとして機能するようになってきた。

　さらにBSCは，マネジメント・コントロールと戦略コントロールという2つの異なるマネジメント・プロセスを支援する機能ももっている。マネジメント・コントロールのためのBSCは，明文化されたオペレーションまたはプロセスの「コントロール」に焦点を当てる。したがってBSCは，選択された指標と設定された目標値の両方から，「ベンチマーク」または比較データを使用することもできる。

　戦略コントロールのためのBSCは，プロセスの成果測定と追跡から，トップ・マネジメントが行った戦略的計画と行動が正しいものか，また，それらを達成するために計画され

た活動がどの程度行われ，期待どおりに機能しているかをモニターすることができる。

このように，最初に示した「BSCとは何かという問いに答えることは難しい」ことが裏付けられた。その理由をまとめると，BSCはその利用方法が多岐にわたり，かつ，BSCの理解の程度も，利用者のバックグランドの素養から多種多様にわたるからである。また，BSC自体の性質も変化し続けているので，どこの時点で定義するかが，難しいと考える。

さらに，キャプランらは実践主義あるいは経験主義というべき，現場での調査や実践を積み上げていくスタイルの論文や書籍の作り方なので，BSCは経営に役立てばよいので，あえて定義するということを行う必要がなかったともいえる。したがって，BSCを作り上げた本人たちの意識を理解しながら，それぞれのBSC研究者や実務家は自分なりの定義をもっている。

最後に，本書での定義を示す。筆者らは，BSCを「戦略経営実践の枠組み」として考えている。
「BSCとは，組織の**ミッション**（→p.12）の達成のために，**ビジョン**（→p.12）を示し，その達成のための戦略というロジックを可視化させた戦略マップを示し，戦略目標を指標に置き換え，指標と具体策を示し，達成目標を数字で示したスコアカードで戦略を管理，実行し，コントロールすることで，組織改革にまで及ぶ戦略経営実践の枠組みという経営の道具である」（髙橋淑郎2021）。

＊1　戦略マネジメント・システム（strategic management system）：戦略を実行するために戦略マネジメント・システムがある。ミッションとビジョンを達成するために，戦略マップを作成し，戦略を可視化し，戦略を「戦略目標」「重要成功要因」「尺度」「目標値」「アクション・プラン」というスコアカードに展開し，具体的に理論的裏付けをしながら，測定，実行，評価，修正を行っていく戦略ベースの統合的経営管理システムとしてのBSCが，その代表格である。

＊2　パフォーマンス・ドライバー（performance drivers）：BSCでは成果とパフォーマンス・ドライバーとの因果連鎖も可視化される。成果は病院が達成しようとしているものであるのに対して，パフォーマンス・ドライバーは将来の成果に影響を与える要因である。成果について指標を設定するとそれを「遅行指標」といい，パフォーマンス・ドライバーについて指標を設定するとそれを「先行指標」という。
　したがって，「先行指標」と「パフォーマンス・ドライバー」は同義であり，「遅行指標」「成果指標」「結果指標」は同義であるといえる。

＊3　遅行指標（outcome measure, output measure）：BSCでは，「事後指標」「遅行指標」「結果指標」「成果指標」は同じ意味で使用されるが，文脈によって使用される用語が異なる。
　たとえば，熟練し，動機付けられた病院の職員が業務を行うと，病院でのサービスの生産過程が，無理・無駄なく効率的，効果的に行われ，その結果，質の高いサービスが産出されるので，病院を受診した患者や患者

の家族が満足するという「成果」が生まれる。

　このようなサービス提供の総体によって，病院の経営目的が達成される。したがって，「成果」には，患者満足度，職員満足度，患者や患者の家族の病院への信頼などの非財務的な尺度のほかに，医業収益，医業外収益，経常利益などの財務的尺度もあることがわかる。この「成果」を指標として設定したときに「成果指標」という。

　また，「先行指標」と対に使用される場合は，「遅行指標」とすることが一般的である。また，文脈で成果を言いたいのか，結果を言いたいのかで，「成果指標」「結果指標」という表現になる。

＊4　先行指標（leading indicator）：BSCでは，成果と成果を生み出す原動力としてのパフォーマンス・ドライバーとの因果連鎖も可視化する。パフォーマンス・ドライバーに指標を設定したときに，それを「先行指標」という。

戦略マップとは？

key word

戦略志向の組織，4つの視点，縦の因果連鎖

キャプランらは，2冊目の著書 *"The Strategy-focused Organization: How Balanced Scorecard Companies Thrive in the New Business"*（邦訳『キャプランとノートンの戦略バランスト・スコアカード』東洋経済新報社，2001年）(Kaplan, R.S. and Norton, D.P., 2001a) で，戦略マップ (strategy map) という新たなツールを提示した。BSCを利用して戦略を重視した経営を目指す企業を「戦略志向の組織」(strategy-focused organization) ととらえ，その特質を戦略 (strategy)，集中 (focus)，組織 (organization) というキーワードで説明している (Kaplan, R.S. and Norton, D.P., 2001a, p.7)。このような戦略志向の組織を作り上げた組織に共通するパターンとして，キャプランとノートンは5つの原則を示している (Kaplan, R.S. and Norton, D.P., 2001a)。

①戦略を現場の言葉に置き換える
②組織全体を戦略に向けて方向づける
③戦略を全職員の日々の業務に落とし込む
④戦略を継続的なプロセスとする
⑤トップ・マネジメント（経営者層）のリーダーシップによって変革を促進する

（出所）Kaplan, R.S. and Norton, D.P., 2001a 邦訳pp.25-38の訳を一部, 病院版に修正

この5つの原則は，キャプランとノートンがBSCを導入して成功した企業から帰納的に抽出したものである。これからBSCを導入しようとする病院にとってはモデルケースとして考えることができる。

このときから，戦略マップとスコアカードという2つのツールがBSCの理論の中心を構成することとなった（図3-1）。

戦略マップは，4つの視点（財務の視点，顧客の視点，業務プロセスの視点，学習と成長の視点）

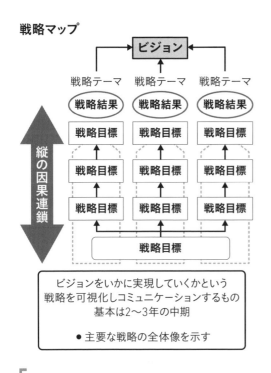

戦略マップ

```
            ビジョン
   ┌──────────↑──────────┐
 戦略テーマ   戦略テーマ   戦略テーマ
 （戦略結果） （戦略結果） （戦略結果）
  戦略目標    戦略目標    戦略目標
    ↑          ↑          ↑
  戦略目標    戦略目標    戦略目標
    ↑          ↑          ↑
  戦略目標    戦略目標    戦略目標
    ↑          ↑          ↑
          戦略目標
```

縦の因果連鎖

ビジョンをいかに実現していくかという
戦略を可視化しコミュニケーションするもの
基本は2〜3年の中期

● 主要な戦略の全体像を示す

スコアカード

戦略目標	重要成功要因	尺度	目標値	アクションプラン
財務の視点				
顧客の視点				
プロセスの視点				
学習と成長の視点				

目的 ← 横の目的手段関係 →

戦略の各要素（戦略目標）の
進捗を評価し，管理する
基本は単年度

● 具体的な指標，アクション・プラン
  などを決定する

図3-1　戦略マップとスコアカード

（出所）髙橋淑郎作成

を通じて，戦略をいかに実行していくのかを示すものである。具体的には，戦略目標を矢印でつなぎながら，下の戦略目標の達成が上の戦略目標の達成を促すという，厳密ではない**因果連鎖**（→p.26）を考えて作成されていく。この考え方は，4つの視点が因果連鎖の形で示されるため，「縦の因果連鎖」を示すものと理解できる。

　同時に，戦略マップは，4つの視点におかれる戦略目標によって，戦略をいかに実行するかに関してその概略を説明したものである。この戦略マップを使用して，院内で各職種・職階の職員が活発にコミュニケーションをとることで，戦略の実行が促進されるのである。ただし，注意すべきことは，戦略マップを作成すれば，戦略が自動的に実行できるということではない。

　その後，キャプランとノートンは，戦略マップ上に**戦略テーマ**＊をという概念を用いて，因果連鎖について一段と踏み込んだ議論を展開した（Kaplan, R.S. and Norton, D.P., 2001a）。「学習と成長の視点」で組織の基盤を整備することから始まり，最終的には財務業績の向上につながるという考え方に基づいた因果連鎖は，戦略マップを作成するときには明白である。一方で，スコアカードでは，戦略テーマに沿った「縦の因果連鎖」で，4つの視点ごとに戦略目標を見ただけでは読み込むことができない職員もいる。また，尺度や重要成

作成時の課題	課題が生じる原因
1. 作った人しかわからない戦略マップ	● 因果連鎖が複雑でわからない ● 戦略目標の表現が練られていない
2. 戦略目標の「くくり*」の大きさがバラバラな戦略マップ	● SWOT分析での整理がバラバラなときに生じることが多い ● 慣れてくると，その病院の一定の「くくり」の大きさに収れんすることが多い
3. 戦略の柱が見えない戦略マップ	● 考えが絞り込まれていないので，戦略のポイントが見えない ● 戦略が絞り込まれていない
4. 戦略ではなく，業務リストになっていて，矢印に因果連鎖が読み取れない戦略マップ	● 単に今の仕事の業務リストになっていて，ビジョンを達成するための重要成功要因を考えるヒントがない
5. すべての下位組織の業務を総花的に，多く盛り込んでいる戦略マップ	● 自分の業務が戦略マップに関係していなくても，部下のモベーションが下がるという心配は無用（病院全体の戦略マップではよく生じる） ● モチベーション低下の問題は，戦略マップを使用したコミュニケーションで解決する

＊くくり：「括り」と書くが，複数のものを一つの範疇にまとめること。

[図3-2　戦略マップ作成時のよくある課題]

（出所）髙橋淑郎作成

功要因を見ただけでは，因果連鎖が明確には読み取れない。戦略マップは，そのような反省のもとで生まれた。結果として，この「縦の因果連鎖」は，BSCの本質を明確に示すツールとなった。

　戦略マップが戦略の成功のストーリーを示す「縦の因果連鎖」を描くのに対し，スコアカードは戦略をどのように実行していくかについて，「横の目的手段関係」を示すものである。現在のBSCの理論では，戦略マップとスコアカードは1セットで考察するツールとされている。ゆえに，戦略マップとスコアカードという2つのツールがBSC理論の中心を構成するといえる。

　筆者らがBSC作成の指導時に経験した，やってはいけない課題とその原因を図3-2に紹介する。

＊戦略テーマ（strategic themes）：戦略テーマを考えることは，戦略の中心に置くべき重要なテーマを考えることである。それは，戦略をいくつかの焦点をあてるべきテーマに分解して考えるともいえる。戦略テーマは，戦略の成果を達成するためには，組織の内部で何が実行されなければならないかを，経営トップが考えるための題材を与える。
　すなわち，優れた戦略テーマには，スコアカードの4つの視点すべてに関係する，互いに結び付けられた一連の戦略目標が含まれる。互いに結び付けられたこれらの戦略目標は，組織のミッションとビジョンにどのように寄与するかのストーリーを語り，戦略のストーリーをすべての人に一貫性のある方法で伝えるための基盤を形成する。詳細は第3章 Q.10参照。

Q.3 1.BSCの基礎知識

スコアカードとは？

key word

横の目的手段関係，戦略目標・尺度・目標値・アクション・プラン間の関連，
戦略マップとスコアカードは1セット

　戦略マップで可視化した戦略を実行するためには，どのように実行し評価するかを示したスコアカードが必要である。4つの視点（財務の視点，顧客の視点，業務プロセスの視点，学習と成長の視点）に配置した戦略目標は，戦略の遂行上必要な達成目標であるという認識が必要である。したがって，戦略目標が達成できている状態を明確に測定できなければならない。そこで，戦略目標の達成度を測定するための尺度（指標）を決定し，尺度（指標）に関して到達すべきゴールとしての目標値を示し，さらにはその目標値を達成するために必要な具体的なアクション・プランを定めることによって，戦略を実行する準備が整う。こうした「戦略目標→重要成功要因→尺度（指標）→目標値→アクション・プラン」という一連の流れを「横の目的手段関係」という。

　BSCは，このように「縦の因果連鎖（戦略マップ）」と「横の目的手段関係（スコアカード）」を組み合わせて戦略実行のための道筋を示すことで，見るべき尺度（指標）・目標値・行うべきアクション・プランが明確になり，戦略を実行するための全体像をとらえることが可能となる。

　スコアカードには，戦略マップで選択した4つの視点を設定する。4つの視点それぞれに戦略マップで設定した戦略目標をそのまま移すことで，「縦の因果連鎖」を示す。その戦略目標から，横へ展開する。

「横の目的手段関係」は，「戦略目標」から出発し，戦略目標がどの程度達成されたかをみるための「重要成功要因」を定め，戦略目標の達成度合いを示す「尺度（指標）」，戦略目標を達成したかどうかを判断する数値目標である「目標値」，そして，目標値を達成するために具体的に行う実行プログラムである「アクション・プラン」となる。「横の目的手段関係」を理解し，実行していくことができなければ，戦略は絵に描いた餅で終わり，BSCを役に立てずに終わってしまう。

戦略マップとスコアカードの関係は？

**key
word**

**因果連鎖，戦略テーマごとのスコアカード，
戦略マップとスコアカードは1セット**

　戦略マップとスコアカードの関係を端的に表現すると以下のようになる。

　戦略マップ（図3-3）は，病院が「将来，こうありたい」というビジョンをどのように実現していくかというシナリオ（戦略）を可視化し，成功のストーリーを論理的に示すことで因果連鎖を描くものである。したがって，ビジョンが明確でない組織は，戦略マップを作成できない。

　スコアカード（図3-4）は，戦略をいかに実行していくかについての「横の目的手段関係（戦略目標が目的，**重要成功要因**（→p.33），尺度，目標値，アクション・プランが手段）」を示すことになる。

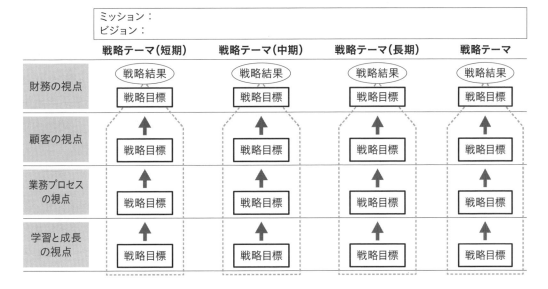

［図3-3　戦略マップのイメージ］

（出所）髙橋淑郎作成

スコアカード

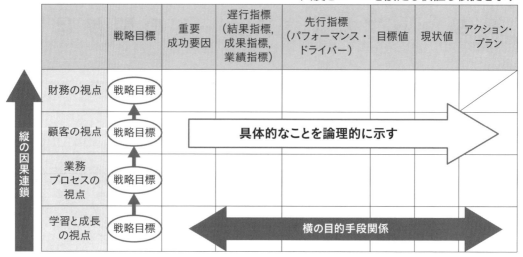

	戦略目標	重要成功要因	遅行指標（結果指標, 成果指標, 業績指標）	先行指標（パフォーマンス・ドライバー）	目標値	現状値	アクション・プラン
財務の視点	戦略目標						
顧客の視点	戦略目標		具体的なことを論理的に示す				
業務プロセスの視点	戦略目標						
学習と成長の視点	戦略目標		横の目的手段関係				

縦の因果連鎖

[図3-4　スコアカードのイメージ]

（出所）髙橋淑郎作成

　現在のBSCの理論では，戦略マップとスコアカードが1対となって戦略を表現することとしている。

　戦略マップを1枚のスコアカードに示すと，作成した人にしかわからないものになってしまう。したがって，実務としては，**戦略テーマ**（→p.99）ごとにスコアカードを作成し，病院内の誰もがわかるようにする必要がある。

　BSCを理解するには，戦略マップの「縦の因果連鎖」とスコアカードの「横の目的手段関係」とが一体となったロジック（思考の道筋・論理）を考える必要がある。先述したが，「縦の因果連鎖」については，スコアカードを作成するときに想定しても，スコアカードで，4つの視点ごとに戦略目標，重要成功要因，尺度の項目を見ただけでは，「縦の因果連鎖」が読み取れるとはかぎらない。また，1枚のスコアカードに，複数の戦略テーマを記載すると，「縦の因果連鎖」を把握しづらいという問題が残る。

　キャプランとノートンは，戦略マップによって，「縦の因果連鎖」を矢印で可視化して描こうとした。戦略マップを作成して「縦の因果連鎖」を明確に示せば，戦略のロジックを検討するための道筋をシンプルに描くことができることを示した。戦略マップにおいて，戦略マネジメント・システムとしてのBSCの本質であるにもかかわらずスコアカードのみでは示すことが難しかった「縦の因果連鎖」をより明確に描き出そうとしている。

　重要なので繰り返すが，BSCのフレームワーク（枠組み）では，「縦の因果連鎖」を示す

戦略マップと,「横の目的手段関係」を示すスコアカードとの2つで1セットなのである。戦略マップとスコアカードを1セットとして考えることが必須であることを別の見方から説明すると,戦略マップで職員同士,あるいは病院内外の人々がコミュニケーションをとることで,様々な職種,職階の人々が,病院経営の「縦の因果連鎖」を理解することがまず重要になる。それによって,病院の方向性がまとまっていく。次に,スコアカードを見ると,スコアカードだけでは戦略や戦略テーマが見えないので,常に戦略マップを意識しながらスコアカードを考えることが必須となるのである。スコアカードで,戦略目標を通じた戦略をコントロールできることが大きなポイントになる。

BSCの主な機能は？

業績評価システムとして機能，戦略マネジメント・システムとしての機能，
組織変革のための機能

BSCの主要な機能は，図3-5からもわかるように3つある。

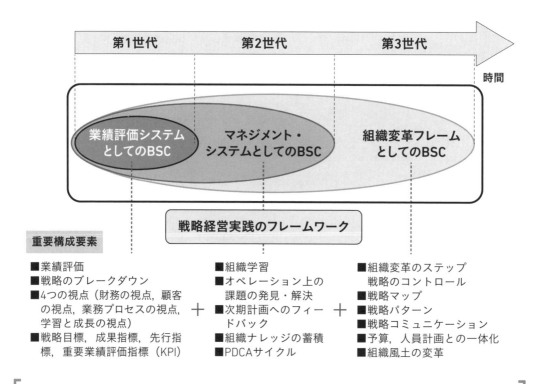

[図3-5　BSCの進化]

(出所)森沢徹(2001)「バランス・スコアカードによる業績評価制度の改革」知的資産創造，12月号，p.64，図3をもとに
高橋淑郎が加筆修正．

1　業績評価システムとしてのBSC

1992年に*Harvard Business Review*に掲載された最初の論文で，キャプランとノートン自

身もこの時点では，BSCを包括的業績評価のためのシステムとしてとらえていた。それはいくつかの記述からわかる。たとえば，「BSCは，トップ・マネジメント（経営者層）に，時間をかけず包括的な事業の鳥瞰図をあたえる一連の尺度である」(Kaplan, R.S. and Norton, D.P., 1992, p.71)，「BSCは，すでにとられた行動の結果を示す財務尺度を掲載している。また，BSCは，顧客満足，業務プロセス，および組織における革新と改善活動に関する業務尺度によって財務尺度を補完している。業務尺度とは，将来の財務業績の原動力となるものである」(Kaplan, R.S. and Norton, D.P., 1992, p.71) などである。

このように，業績評価のための包括的なフレームワーク（枠組み）としての機能が，最初に提示された活用方法である。病院の業績を今期の財務成果としてのみとらえるのでは，その結果を将来に向けて向上させていくことはできない。「次期以降の近い将来に良い影響を及ぼす可能性のある非財務的な業績をマネジメントしよう」ということがその原点になければならない。

2 戦略マネジメント・システムとしてのBSC

1996年にキャプランとノートンは，*Harvard Business Review*に3本目の論文 (Kaplan, R.S. and Norton, D.P., 1996a) を発表した。その表題は "Using the balanced scorecard as a strategic management system: building a scorecard can help managers link today's actions with tomorrow's goal" であった。この時点で彼らは，BSCが戦略マネジメント・システムであることを示している。

キャプランとノートンは，まずBSCを，単なる包括的業績評価測定システムではなく，長期的に戦略を遂行するためのマネジメント・システムとしてあらためて示している (Kaplan, R.S. and Norton, D.P., 1996b, p.10)。これによって，戦略を明確にして周知するだけでなく，遂行するためにBSCを利用するトップ・マネジメント（経営者層）が生まれ，BSCそのものが業績測定と包括的評価を行うシステムからマネジメント・システムへと進化したことがわかる (Kaplan, R.S. and Norton, D.P., 1996b, p.ix)。

また，キャプランとノートンは，BSCを利用して戦略をマネジメントするためには，以下の4つのステップを経ると説明している (Kaplan, R.S. and Norton, D.P., 1996b, p.10)。

①ビジョンと戦略を明確化し，わかりやすい言葉に置き換える
②戦略目標と尺度を職員に周知して両者を結びつける

③計画，目標値の設定，およびアクション・プランを首尾一貫させる

　④戦略のフィードバックと学習の強化

　これは，戦略をマネジメントするプロセスの根幹であり，この時点で，キャプランとノートンがBSCを単なる業績測定および包括的業績評価システムと見ていないことが明らかである。

　キャプランとノートンが，BSCを戦略マネジメント・システムととらえている根拠として，BSCの4つの視点（財務の視点，顧客の視点，業務プロセスの視点，学習と成長の視点）はそれぞれ独立して存在するものではなく，互いに関連性をもっているということもあげられる。BSCの理論では，これらの視点を戦略の遂行に関する一連の成功のストーリーとしての因果連鎖のなかでとらえている。各視点には，戦略目標および尺度（指標）をおくが，これらは，戦略を遂行するために4つの視点をまたがったロジックという成功のストーリーによって有機的に結合していなければならない。すなわち財務の視点は最終的な組織全体の業績の成果を表すが，他の3つの非財務的な視点は，こうした成果を生み出す，あるいはこれらに影響する（制約を付与）する，いわば原因系を示す。非財務的な戦略目標の達成が，最終的に財務的目標の実現に関連する道筋が，BSCのなかで明確に描かれていくことになることがわかる。

　具体的な事例として，キャプランとノートンは，4つの視点間の関係に注目している（Kaplan, R.S. and Norton, D.P., 1996b）。たとえば，キャプランとノートンが示した図を医療現場に読み替えて考えてみる（図3-6）。「学習と成長の視点」で「職員のスキルの向上」という戦略目標が，高いスキルをもった病院職員の確保あるいは育成ということで達成されれば，「業務プロセスの視点」で，丁寧な業務による戦略目標である「プロセスの質の向上」が達成され，また，短時間で効率的な「プロセスの処理時間の短縮」という戦略目標が達成される。それによって，「業務プロセスの質の向上」が確実に実行されることになる。これをパフォーマンス・ドライバーとして，「顧客の視点」の戦略目標である「予定どおりの退院」が確実に行われ，その結果によって，「財務の視点」の有限な「医療資源の効率的使用」という戦略目標が達成される。一方で，予定どおりの退院によって，「患者の病院への信頼度が向上」していく。それが積み重なって，病院のブランド力向上につながっていくという，成功のストーリーとしての因果連鎖を考えることができるのである。後に，彼らはこのような関係を「因果連鎖」として説明している。

　BSCは，キャプランとノートンの2001年の2冊目の書籍から第2世代に進化している。この段階で，BSCを活用することで，すべての組織が戦略志向の組織体となるための5つ

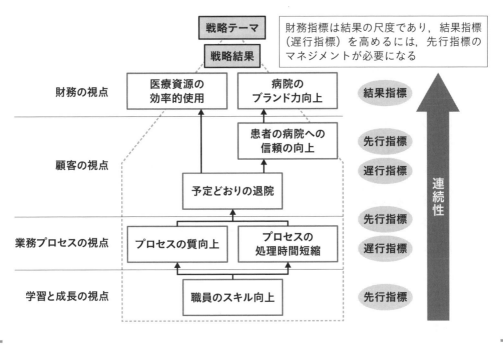

[図3-6　縦の因果連鎖

（出所）Kaplan, R.S. and Norton, D.P.（1996）. *The Balanced Scorecard: Translating Strategy into Action.* Harvard Business Review Press, p.31をもとに病院版に髙橋淑郎が修正.

の原則を示している（Kaplan, R.S. and Norton, D.P., 2001, pp.9-17）。

第1原則「戦略を現場の言葉に置き換える」

第2原則「組織全体を戦略に向けて方向づける」

第3原則「戦略を全職員の日々の業務に落とし込む」

第4原則「戦略を継続的なプロセスとする」

第5原則「トップ・マネジメント（経営者層）のリーダーシップによって変革を促進する」

（出所）Kaplan, R.S. and Norton, D.P., 2001a 邦訳pp.25-38の訳を一部, 病院版に修正

　これは戦略志向の組織を作ることであり，そのポイントとして「方向づけ」と「焦点を当てること」がキーワードになる。

　第1原則から，戦略マップとスコアカードの論理的な構造の理解を容易にすることで，病院という組織は，すべての部門部署と職員に理解できる業績評価の仕組みを提供することがわかる。

　第2原則から，病院はBSCを組織横断的な方法で活用し，部分最適ではなく，全体最適を実行できるようになることがわかる。

第3原則によって，トップ・マネジメント（経営者層）は，新しい戦略を組織に伝達し，その教育についてBSCを活用することができる。これによって職員に，基本的な経営ツールや病院の考え方を理解したうえで，それらを用いて協働しようという意識をもたせることができる。

第4原則については，伝統的にマネジメント・システムは予算と事業計画を中心にして行われているが，BSCによる財務数値で表現された予算と月次の再検討から，戦術と戦略のマネジメントを継ぎ目のない継続的なプロセスとして統合することができる。つまり病院は，戦略と予算編成プロセスに結合させることができる。そして予算は，戦略予算と業務予算に区分すべきとしている。それには戦略を議論するためのシンプルな経営会議をもつことが重要となる。最後に戦略を学習し適応するためのプロセスを改善することで，戦略を継続的なプロセスにすることができる。

第5原則については，BSCを成功させるためには，トップ・マネジメントが「BSCは決して測定指標を集めるプロジェクトではない」という認識をもつことである。BSCは組織変革のツールであることを知らせることが重要となる。リーダーシップを発揮するためには，安定性と変革の間で生まれる緊張感をバランスさせていくことが必須となる。

以上から，BSCが，病院の業績を規定する，戦略遂行に必須の重要指標を設定し，目標値を定め，モニタリングして，その指標によって業績を評価しながら，その結果をフィードバックさせることで，確実に戦略を実行しようとする機能があることがわかる。

3　組 織 変 革 の 枠 組 み と し て の BSC

BSCの基本は，包括的業績評価であり，多面的評価であるが，それをコアとして戦略を策定・実行・評価するという戦略マネジメント・システムとしての機能に変化してきた。その戦略を実行していくと，BSCはダイレクトに財務状況に影響を与えるのではなく，たとえば，組織の構成員を活気づけ，それがひいては組織を活性化するなどの効果が現れる。その活性化が何回も新規に起こることで，伝統を踏まえつつも，新しい組織文化が形成されていくことになり，組織を変えることにつながる。表現を変えると，病院が成長し続けるような変化を提供していくことができるトップ・マネジメント（経営者層）を支援することになる。つまり，BSCは病院で戦略的なコミュニケーションとして機能することで，個々の職員にまで，戦略意識を浸透あるいは醸成することができるのである。

戦略目標とは？

key word

各視点間の因果連鎖と成功のストーリー，戦略目標のレベル，
短期・中期・長期の時間軸のバランス

　戦略目標は，ミッションとビジョンの実現のための戦略の構成要素を表したものである。

　戦略目標は，図3-7のように，ミッションとビジョンの達成に向け，4つの視点（財務の視点，顧客の視点，業務プロセスの視点，学習と成長の視点）間の因果連鎖を考え，成功のストーリーを明確にしながら設定する。

　また，戦略目標の設定の際には，戦略テーマを意識し，ひもづけしながら，短期・中期・長期的な戦略目標（短期・中期・長期的に取り組む戦略テーマ）というように，戦略テーマに沿って時間軸を意識して設定する。時間軸を意識しないで設定した結果，ミッションとビジョンの実現から逸れて，短期的に取り組む戦略目標や戦略テーマに偏ってしまうという弊害が起こる。

　戦略目標を検討する際，よくある質問として「戦略目標のレベルをどのように考えたらよいか？」「今すぐに実施する必要あるものを中心に設定をすればよいのか？」などがあげられる。

　上述したように，戦略目標は基本的には「ミッションとビジョンの実現のための戦略の構成要素」であり，このため，BSCを作成する病院の戦略の構成要素として妥当であるかを問いながら検討することが一つの解決策となる。この基本に従って検討することにより，戦略目標のレベルがバラバラになる，戦略目標なのかアクション・プランなのかがわからなくなり混在するなど，発生しがちな悩みが解消される。戦略目標は，SWOT分析，クロス分析などから生まれ，2次元展開法で集約されるので，2次元展開法で戦略目標を決定していくプロセスで，どの程度のくくり，レベルになるのかを各組織で考えることが求められる。

　また，戦略目標は，短期，中期，長期の時間軸のバランスをとることが重要で，決して

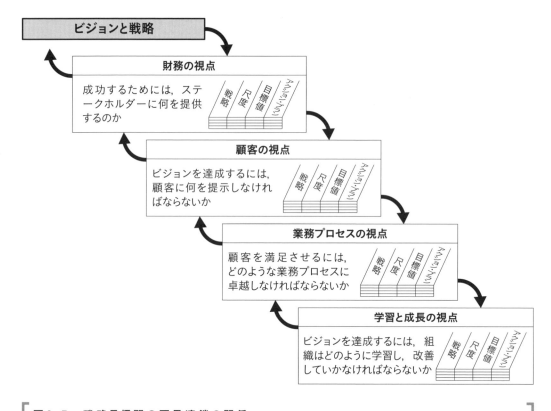

図3-7　戦略目標間の因果連鎖の関係

(出所) Kaplan, R.S. and Norton, D.P. (2001a). *The Strategy-focused Organization: How Balanced Scorecard Companies Thrive in the New Business.* Harvard Business School Press, p.77.「櫻井通晴 (監訳) (2001)『キャプランとノートンの戦略バランスト・スコアカード』東洋経済新報社, p.109」をもとに高橋淑郎が修正.

短期だけを重視するものではない。これは，戦略マップ自体が通常2～3年程度で実現していく組織の主要な戦略をまとめているからであり，その構成要素の戦略目標が短期に偏ることを避ける必要がある。

　戦略マップがおおよそ固まってきた段階で，戦略目標の達成状況を示す尺度としての結果指標（遅行指標，成果指標）を設定するが，原則として1つの戦略目標に1つの指標を絞り込む。そうすることで，結果指標を検討することになり，戦略目標自体を見直すことができるのである。結果指標が絞り込めないからといって戦略目標を変えようとすることは決して行ってはいけない。戦略目標を選択した意味をBSC作成チームで共有し，その意味から，結果指標，その指標の意味と定義，データ取得単位（日，週，月，四半期，半年，年)，指標の単位を検討するとよい。

戦略目標を見極めるには？

key word

ミッションとビジョンの達成のためのストーリー，戦略目標の因果連鎖

　戦略目標を考える際，4つの視点（財務の視点，顧客の視点，業務プロセスの視点，学習と成長の視点）に沿って検討していくが，それと同時に意識すべきことは，戦略目標間の縦の因果連鎖であり，各視点の戦略目標の実施が，ビジョンの達成のためのストーリーとして妥当性があるかということである。

　よくある失敗例としては，戦略目標を考える際に，4つの視点に意識が行きすぎてしまい，視点間の因果連鎖の**リンケージ**＊が切れ，そもそも戦略マップがもつ，ビジョンを達成するためのストーリー性が失われることである。図3-8のように，戦略目標がAとBと異なる視点であったとき，そもそもAとBの間の因果連鎖がない場合や，AとBの間にCという戦略目標を設定したほうがよいという場合がある。

　このような失敗を防ぐためには，戦略目標間の因果連鎖やビジョン達成ためのストーリーを常に意識をすることが必要となるが，これらについての意識を強くもち続けるための

リンケージの失敗①
因果連鎖に飛躍
（より適した中間目標が存在）

戦略目標A
戦略目標C
戦略目標B

リンケージの失敗②
因果連鎖が正しくない
（ほかに適した戦略目標があった）

戦略目標A
戦略目標B
戦略目標C

図3-8　戦略目標のリンケージの失敗事例

（出所）森沢徹，宮田久也，黒崎博（2005）『バランス・スコアカードの経営：戦略志向の組織づくり』日本経済新聞社，pp.196-204をもとに髙橋淑郎が作成

工夫として，「顧客の視点」の戦略目標から検討を始めるということがあげられる。

「顧客の視点」で，まずは顧客が誰であるかを定義し，その顧客に対してどのような価値を提案したいかについて検討し，戦略目標を設定する。次に，その「顧客の視点」の戦略目標を達成することで，どのような財務成果をもたらしたいのかについて，「財務の視点」の戦略目標で明らかにする。これを行った後，その「顧客の視点」で設定した戦略目標を達成するためには，「業務プロセスの視点」で何を行えばよいかという観点から戦略目標を設定し，その業務を達成するためには，「学習と成長の視点」から，どのような準備が必要かについて戦略目標を設定する。

　このような手順で戦略目標を検討することによって，戦略目標間のリンケージが損なわれることなく，戦略目標間の因果連鎖や，ビジョン達成のためのストーリー性をもった戦略目標の設定が可能となる。

＊リンケージ（linkage）：「リンケージ」という用語は，各職種のバックグランド学問によって理解や解釈が異なる。生物学の領域では「連鎖」という意味で使用される。社会福祉の領域では，「つなぐ／連結（リンケージ）」として用いられる。
　上述からわかるように領域にかかわらず，ある一定の共通の意味合いが感じられる。それは，連動，すなわち結合を生じさせる関係，物事を結び付ける行為を意味することがわかる。BSCでは，戦略目標間に関係を見いだすことなど，物事の関係性をもつこととして使用されることが多い。

戦略目標をどこの視点におくか？

key
word

戦略目標，戦略テーマ，戦略結果，視点，因果連鎖

　戦略目標は，4つの視点の各戦略目標が因果連鎖を作り，戦略テーマ達成への成功のストーリーを表している。そのため，戦略目標をどの視点に設定するのかにおいては，戦略テーマと戦略結果が重要になる。

　「学習と成長の視点」は準備，「業務プロセスの視点」は方法と実行，「顧客の視点」は実行と結果，「財務の視点」はそれらの成果や結果を表したものが戦略目標となる。

　たとえば，「救急を強化する」という戦略テーマで，戦略結果を「診療科間の連携を強

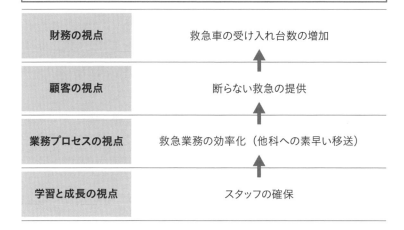

【戦略テーマ】救急を強化する

【戦略結果】 診療科間の連携を強化し，救急業務を効率化することにより，救急の断り件数を昨年比で30％減少させる

財務の視点	救急車の受け入れ台数の増加
顧客の視点	断らない救急の提供
業務プロセスの視点	救急業務の効率化（他科への素早い移送）
学習と成長の視点	スタッフの確保

図3-9　戦略目標をどの視点におくか①

（出所）日本医療バランスト・スコアカード研究学会（2020）BSC導入ワークショップ教材.

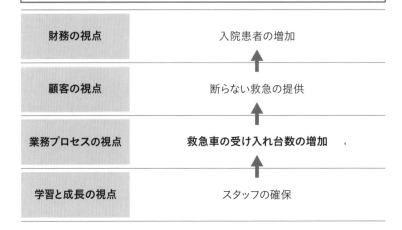

【戦略テーマ】救急を強化する

【戦略結果】
診療科間の連携を強化し，救急業務を効率化することにより，救急の断り件数を昨年比で30％減少させる

財務の視点	入院患者の増加
顧客の視点	断らない救急の提供
業務プロセスの視点	救急車の受け入れ台数の増加
学習と成長の視点	スタッフの確保

[**図3-10　戦略目標をどの視点におくか②**

（出所）日本医療バランスト・スコアカード研究学会（2021）BSC導入ワークショップ教材.

化し，救急業務を効率化することにより，救急の断り件数を昨年比で30％減少させる」と設定した場合，各視点の戦略目標を，図3-9のように設定することができる。「スタッフの確保」をして，診療科選別も含めた適切なトリアージとトランスによって，救急業務の効率化」をすることにより，「断らない救急の提供」ができ，その結果「救急車の受け入れ台数の増加」という戦略目標が設定されている。

　一方，「財務の視点」の戦略目標「救急車の受け入れ台数の増加」を「業務プロセスの視点」の戦略目標とした場合（図3-10），「スタッフの確保」をして，「救急車の受け入れ台数の増加」をすることにより，「断らない救急の提供」ができ，その結果「入院患者の増加」につながるという異なった戦略目標を設定することもできる。

　これはどちらが正しいということではない。その組織が，戦略テーマや戦略結果を達成するために，どのような成功のストーリーや方法で達成するのかを表したものであるため，各視点で強く思うことを設定することが重要である。

　それには，戦略目標間の因果連鎖がしっかり通っていることが前提であり，組織内で十分議論され，それぞれの視点において最もふさわしい戦略目標を設定する。もし，どの視点に入れたらよいのか迷ったら，再度，戦略テーマと戦略結果を確認し，その戦略目標の意味や目的を考えるとどの視点におくことが適切か明確になってくる。

因果連鎖とは？

key word

因果連鎖, 戦略目標, 成功のストーリー, 向上要因,
先行指標（パフォーマンス・ドライバー）,遅行指標（結果指標,成果指標）

　戦略マップにおける**因果連鎖**（→p.26）とは，戦略テーマごとに４つの視点（財務の視点，顧客の視点，業務プロセスの視点，学習と成長の視点）すべての戦略目標を，因果連鎖をもって体系的にリンクさせ，戦略目標間の関係を示す，いわば，戦略テーマと戦略結果を達成するための成功のストーリーである（図3-11）。

　因果連鎖は，BSCの特徴を表すもので，重要な概念の一つである。なぜなら，BSCと他の業績評価システムとの最も大きな相違は，因果連鎖という考え方を示したことにあるからである。

　BSCにおいて，その基本は，"if-then（もし〜なら〜になる）"という理論が構築される。たとえば，看護師への「吸引」に関する研修を増やすと，それぞれの看護師の吸引に関する技術が向上するなどが考えられる。尺度間の関係を考えるときには，相関関係のタイミングやその範囲を明らかにする。

　確かに，理論的には因果連鎖は，戦略を策定する者にとって魅力的であるが，現実に病院でそれを実行することは難しくなる。

　たとえば，「学習と成長の視点」において，職員の研修と「業務プロセスの視点」におけるヒヤリハット件数の間に，因果連鎖があると仮定した場合を考えてみよう。理論的にはこの関係は正しいと考えられる。なぜなら，研修を受けた看護師は，より高度で安定した質の高いスキルを獲得するので，現場でのヒヤリハット件数は減少すると考えられるからである。しかし，実際の病院では，医療機器の故障，使用機材の品質の問題，コンピュータの誤作動など，数々の要因が考えられる。したがって，純粋に論理な因果連鎖を考えるのではなく，「成功のストーリーを考える」というように，ゆったりと穏やかに因果連鎖を考えるほうが現実的である。

　このBSCの因果連鎖に関して，国内外の一部の研究者から，「キャプランとノートンの

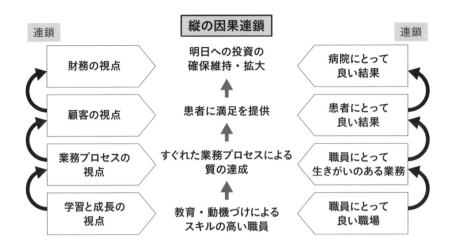

図3-11　各視点の因果連鎖と先行指標（パフォーマンス・ドライバー）

（出所）齋藤哲哉（2005）日本医療バランスト・スコアカード研究学会「BSCフォーラム」資料の図をもとに髙橋淑郎が修正.

想定しているBSCの因果連鎖は曖昧である。なぜなら，不明確な概念に基づいて，非財務的な業績測定値から，財務的目標の達成を予測して，マネジメントを行うならば，部分最適しか生まれない」という指摘がある。換言すれば，「4つの視点間の因果連鎖，指標間の因果連鎖に正確な因果連鎖（関係）を見出すことができない」という批判である。

　BSCは，組織における「学習と成長の視点」の指標が，「業務プロセスの視点」の指標を向上させる要因である先行指標（パフォーマンス・ドライバー）になり，「業務プロセスの視点」の指標が，「顧客の視点」の指標を向上させる要因になり，「顧客の視点」の指標が，「財務の視点」の指標を向上させる要因になるという因果連鎖を備えている。優れたBSCは，遅行指標と業績を向上させる要因である先行指標を組み合わせて使用している。戦略目標ごとに，先行指標と遅行指標があり，因果連鎖が存在しなければならないわけである。スコアカードの指標からの因果連鎖の方向性は，「財務の視点」の戦略目標に結びつく必要がある。この手順が示すように，戦略は，因果連鎖についての一連の仮説に置き換えられるのである（Kaplan, R.S. and Norton, D.P., 1996a; 1996b）。

　戦略マップを作成するうえで最も重要なのは，戦略目標間が因果連鎖でつながっているか否かである。因果連鎖は，戦略マップ作成上で最も重要なポイントである。たとえば，「学習と成長の視点」の戦略目標である，スタッフの技術向上やスキルアップ，専門資格者数の増加をいくら行ったとしても，「業務プロセスの視点」の戦略目標や達成に結びつかなければ，顧客への価値の提案や収益に結びつけることはできない。

　下の視点の戦略目標が上の視点の戦略目標を促しているか，因果連鎖の矢印が下から上につながっているかが不可欠である。下の視点の戦略目標が上の視点の戦略目標を促して

いない，矢印がつながらない場合は，その戦略目標が本当に重要であるのか，その戦略目標の表現が正しいのか，再度検討する必要がある。その際，戦略テーマ，戦略結果を再確認することで，取り組むべき戦略目標やより良い戦略目標の表現が導き出され，より洗練された戦略目標となる。

　また，戦略目標間の因果連鎖があることにより，下の視点から上の視点に矢印でつなぐことができ，誰が見てもわかりやすい戦略マップとなる。

戦略テーマとは？

key word

事業戦略, ビジネスモデル, 時間軸

　戦略テーマ（→p.99）とは，ミッションとビジョンを達成するために，組織的に取り組む重点領域を可視化したものであり，戦略マップのなかにある関連する戦略目標の集まりをいう。換言すれば，戦略マップの4つの視点（財務の視点，顧客の視点，業務プロセスの視点，学習と成長の視点）にまたがる因果連鎖でつながれた戦略目標の集まりで，戦略目標より大きな概念である。

　戦略テーマの検討時には，図3-12のように，時間軸を意識することが必要である。病院全体の戦略の成功を支えるこの4つの戦略テーマごとに効果が出るまでの時間によっ

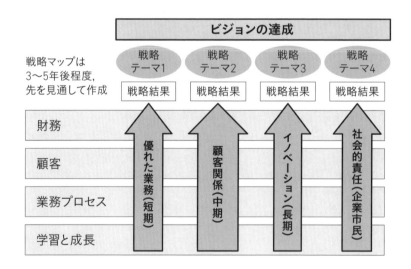

[図3-12　医療機関における戦略テーマ]

（出所）Kaplan, R.S. and Norton, D.P.（2008）. *The Execution Premium: Linking Strategy to Operations for Competitive Advantage*. Harvard Business Review Pressの内容から，Kaplan, R.S. and Norton, D.P.（2001）. *The Strategy-focused Organization: How Balanced Scorecard Companies Thrive in the New Business*. Harvard Business School Press, p.79のモデルに準じて髙橋淑郎が作成.

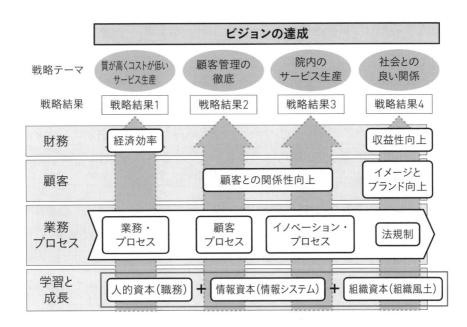

ビジョンの達成

戦略テーマ	質が高くコストが低い サービス生産	顧客管理の 徹底	院内の サービス生産	社会との 良い関係
戦略結果	戦略結果1	戦略結果2	戦略結果3	戦略結果4
財務	経済効率			収益性向上
顧客		顧客との関係性向上		イメージと ブランド向上
業務 プロセス	業務・ プロセス	顧客 プロセス	イノベーション・ プロセス	法規制
学習と 成長	人的資本（職務） ＋	情報資本（情報システム） ＋	組織資本（組織風土）	

［図3-13 戦略テーマの設定と戦略マップへの展開例］

(出所) 髙橋淑郎作成

て，左側から，「優れた業務（短期）」を行う，「顧客関係（中期）」として顧客の価値の向上，「イノベーション（長期）」として新サービスによる革新，「社会的責任（企業市民）」を基本形として示しているが，病院や看護部で行う場合は，短期，中期，中・長期といった区分で考えるとよいだろう。

　時間軸を意識しながら戦略テーマを明確に定義することで，組織の戦略を実行して成功をおさめるために，「短期的に注力する領域はどこか」「中期的に注力する領域はどこか」「長期的に注力する領域はどこか」が明確となる。原則としては，目標とする「顧客の視点」について，長期，中期，短期の価値の提案として定義づけることが必要となる。そして，戦略テーマをもつことによって，その組織の戦略が具体的に表現されることになる（図3-13）。

　このように，戦略テーマとは，組織のビジネスモデルの基盤を形成する主要な事業戦略であり，BSCの構築という戦略計画の立案作業の一部を担っている。

「顧客の視点」で組織のビジョンについて合意したら，ビジョンを達成するために必要な3〜4の戦略テーマに系統的に分解することで，戦略をシンプルにわかりやすく整理することが可能になる。

　戦略テーマは，トップ・マネジメント（経営者層）が決定した，戦略の方向性でもある。つまり，提案された一連の戦略テーマに目を向け，「この分野で卓越性を示すことができ

れば，自分たちのビジョンを達成できるのか？」と尋ねると，「できる」という明確な答えが得られれば，理想的な戦略テーマであるといえる。

戦略マップはビジネスモデルを決めることを先述した。ビジネスモデルについて，國領は，「①誰にどんな価値を提供するか，②そのために経営資源をどのように組み合わせ，その経営資源をどのように調達し，③パートナーや顧客とのコミュニケーションをどのように行い，④いかなる流通経路と価格体系のもとで届けるか，というビジネスのデザインについての設計思想である」と述べている（國領二郎，1999，p.26）。

BSCにおけるビジネスモデルは，戦略マップの「顧客の視点」で誰にどのような価値を提供するのか，「業務プロセスの視点」でその価値をどのように提供するのか，「学習と成長の視点」で，提供するにあたって必要な経営資源をいかに集めてトレーニングするか，最後に，「財務の視点」で提供した価値に対してどのような収益モデルで対価を得るのかと考えることができる。したがって，BSCの4つの視点で戦略マップを作るということはビジネスモデルを作るということと意識すると，次第に組織に変化が現れてくる。病院のビジネスモデルを作るということは，病院で行うことが規定されるということである（髙橋淑郎，2021，p.45）。

戦略マップは慎重に作らなければならない。そこできわめて重要になるのが「戦略テーマ」といえる。

戦略結果とは？

key word

戦略テーマを達成した時点の姿，変革の指針，
戦略テーマ達成時のゴールの明確化

　戦略結果とは，戦略テーマが実現・達成できたときの具体的な姿や状況が，戦略テーマごとに検討・文書化されているものである。

　戦略テーマは，多くの場合，「事業の成長」「運営の卓越性」「顧客サービスの卓越性」「イノベーション」「持続可能性」など，抽象的な表現で整理され設定されることが多く，読み手によって解釈が分かれる場合がある。そのため，戦略結果を記すことで，戦略テーマを定義づけるとともに，その意図の共有を図る。

　戦略テーマが実現・達成できたときの具体的な姿や状況を，戦略結果によって明確に提示することは，総花的な戦略テーマから一歩踏み込んで，組織に変革の指針を与えることにつながる。

　戦略結果とその必要性を表3-1に示す。

【戦略結果とは】

- 戦略テーマを達成した時点の姿（達成をどのように知るのか）を表したもの
- 戦略結果を明らかにすることにより，戦略テーマの達成や成功を明確に認識できる

【なぜ戦略結果が必要なのか】

- 戦略テーマは関連する複数の戦略結果を有する場合がある。
  この場合，職員間でのベクトル合わせが困難になる可能性があるが，戦略結果を明確にすることにより，トップ・マネジメントが望む最終状態について具体的に宣言することができる

[表3-1　戦略結果とその必要性]

（出所）髙橋淑郎作成

たとえば，戦略テーマで「循環器疾患の事業の成長」が設定された場合，戦略を差別化する要因である戦略結果には様々なケースが考えられる。

　たとえば，「患者が必要とする循環器領域の治療を，患者が必要とするときにいつでも提供すること」という戦略結果を設定すると，救急の入院受け入れ数や時間外の受け入れ人数，あるいはそこで働く医療従事者の充足など，いつでも医療にアクセスできるようにするということが戦略の中心となり，その実現のための施策に落し込まれる。一方で，戦略結果を「循環器領域の手術件数を今以上に増やす」と設定すれば，競合する病院との差別化や近隣の医療機関との連携が戦略の中心となり，その実現のための施策に落し込まれる。

　このように，戦略結果を明確に設定することによって，戦略テーマ達成時のゴールが明確となり，実現のための施策や職員の**ベクトル合わせ***すなわち職員を同じ方向に向けることが可能となる。

　なお，戦略結果は，2011年にキャプランらのBalanced Scorecard Instituteの戦略的ソリューション担当副社長のペリーによって，研究所のニュースレターに最初に示された概念で，実際に使用してみると大変わかりやすい手法であるといえる（Perry, G.S., 2011）。

＊ベクトル合わせ（vector matching）：病院の職員は，それぞれ様々な考え方をもっている。病院の職員一人ひとりがバラバラな考え方のまま業務を行うと，皆別々の方向を向いて行ってしまう。また，職種によっても，大まかではあるが似たような考え方になり，職種ごとに別々の方向を向いてしまうことになる。職員それぞれの力の方向（ベクトル）がそろわなければ，病院としての力は分散してしまい，病院全体としての力にはならない。
　職員全員が病院のビジョンに向かって心を一つにして，全体最適を目指すときと，職員各人が「スキルの向上」といった部門や個人目標にしか向いていないような部分最適を目指すときでは，力の差は明らかである。病院の職員全員の力が同じ方向に結集したとき，何倍もの力となって驚くような成果を生み出すことを目指して，職員のベクトル（方向）をそろえることを「ベクトルを合わせる」という。

BSCの4つの視点とは？

key word

財務の視点，顧客の視点，業務プロセスの視点，学習と成長の視点，ステークホルダーの利害調整

　病院経営において，財務は重要な尺度であるが，現実の社会で病院は，患者，患者の家族，職員，サプライヤー（供給者），保険，技術，ノウハウ（専門的な技術や知識やコツ），**イノベーション**＊（新しいアイデアや手法の利用，革新）などを考慮し，評価することも重要である。BSCでは4つの視点（図3-14）から，上述した状況を定量的な結果指標で，視点間，戦

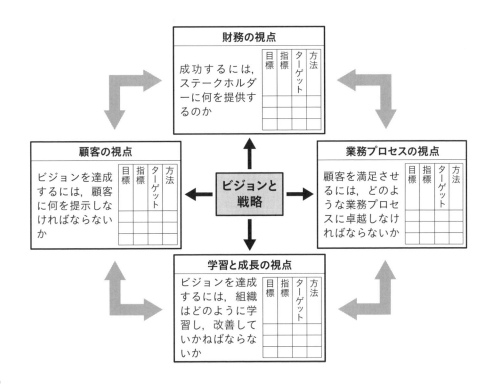

図3-14　BSCの4つの視点

（出所）Kaplan, R.S. and Norton, D.P., (1996a) Using the Balanced Scorecard as a Strategic Management System, *Harvard Business Review*, Jan.-Fed., p.76.

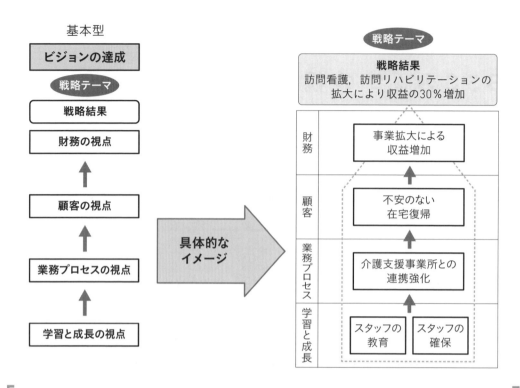

[図3-15　BSCの基本の4つの視点の具体的イメージ

（出所）髙橋淑郎作成

略目標間の因果連鎖を考慮しながら業績を評価することになる。

　これらの4つの視点は，同列ではない。また，それぞれ独立して分析・検討されるわけでもない。BSCは，戦略やビジョンを具体的な行動計画として作り込むために不可欠となる4つの視点を，一連の因果連鎖のなかでとらえようとしている点が，これまでにない考え方といえる。すなわち，非財務的な戦略目標の達成が，最終的に財務的目標の実現に寄与ないし関連する道筋が，BSCのなかで明確に描かれていくことになる（図3-15）。

1　財 務 の 視 点

　過去の総合的な経済的な成果を示す視点であり，別の角度からみると，債権者や経済的な利害関係者に対して何をなすべきかという視点でもある。組織の経済的な価値を高めるために，どのような戦略を実行するかという観点での戦略目標や指標を設定する。

　病院の場合，ステークホルダーが，病院が戦略を達成するために顧客が何を期待しているかを検討し，その達成度に置き換えることもできる。

2　顧客の視点

　特定された顧客（顧客と市場の区分け）に対して，満足度をどのように高めていくのか，新規の顧客をどのように獲得するのかなどの視点から，戦略目標や指標を設定する。「顧客の視点」で重要なのは，顧客が誰かを明確にする作業であり，患者，患者の家族，地域の開業医，介護施設など様々考えられる。顧客を明確にしたうえで，「ビジョンを達成するためには顧客に何を提示しなければならないか」という視点で，顧客の感じる価値を高めるための戦略目標を考える。

3　業務プロセスの視点

　顧客の満足を最大にすることを考える。顧客にとっての価値を高めるために必要となる業務プロセスの変革を可視化する観点で，戦略目標や指標を設定する。伝統的な業績評価システムでは，既存の業務プロセスの改善に焦点が当てられるのに対し，BSCではそれにプラスして，競合する相手よりも秀でた新規の業務プロセスを明らかにするという視点が含まれていることに注意する。

4　学習と成長の視点（第3章 Q.27・28参照）

　優れた業績を上げるには，それぞれの職員のスキルと意欲が高くなければならない。業務プロセスの改善に必要となる職員の意識改革，技術や技能の向上，情報システムの変革，組織文化の醸成，リーダーシップやチームワーク，コミュニケーションをいかに高めていくかという観点で，戦略目標や指標を設定する。

　特に「学習と成長の視点」では，改善の原動力となる成長能力を確保するために，無形資産をどのように学習，修得させるかをよく考えることが必要である。同時に，成長のためには何が必要かを，バランスよく考えることが望ましい。

　まったく別の角度から見ると，病院という組織が関与する多種多様なステークホルダー（利害を取引する関係者）の利害を調整し，その存在を4つの視点の背後に意識しつつ，経営

のあり方を俯瞰するレンズとなるのが4つの視点と考えることができる（伊藤嘉博，2006）。ステークホルダーとは，たとえば，「業務プロセスの視点」で考えると，病院の職員および医療機器や医薬品の供給業者や販売業者など，病院の業務プロセスやバリューチェーン（価値連鎖）の一つの協力組織ととらえることができる。

＊イノベーションとは，「新しいアイデアや手法の利用であり，新しいものを作り供給すること」，あるいは「既存のものを新しい方法で供給すること」である。

　前者を「ブレークスルー型イノベーション」という。たとえば，顧客の購買パターンや，産業または事業環境における競争を根本的に混乱させるような真に新しい製品，サービス，ビジネスモデルなどをいう。事例では，パーソナルコンピュータ，インターネット，ナノテクノロジーはブレークスルー型イノベーションの好例である。

　後者を「持続的イノベーション」という。たとえば，かつてブレークスルー型であった物の寿命を延長するか，増強するような，製品またはサービスの漸進的改善をいう。事例では，Windowsの新バージョン，自動車産業の毎年の新モデルの投入などをいう。

　注意しなければならないのが，イノベーションは技術の革新だけでなく，広い意味をもっていることである。

重要成功要因とは？

第3章

Q&A形式によるBSCの基本＋α

key word

重要成功要因, 洗い出し, 選び抜く, 考え抜く

　重要成功要因（→p.33）とは，戦略目標を達成するための様々な要因のなかから，特に重要な要因のことである。戦略実行のためにはいくつもの成功要因が考えられるが，重要成功要因の設定によって，成果尺度の設定，目標値，アクション・プランが変わってくる。そのため，重要成功要因の設定に際しては，絞り込むために十分に検討しなければならない。

　以下，図3-16を例に重要成功要因の設定を解説する。

　まず戦略目標である「快適な採血の提供」を達成するためには，どのような要因があるのかをリストアップする。その際のポイントは，考えられる要因をすべて書き出すことである。大まかな表現や，具体的な表現にこだわらず，戦略目標を達成するために実行しな

	戦略目標	重要成功要因
顧客の視点	快適な採血の提供	

グループディスカッションの結果……

- ◉ 痛くない採血
- • 採血の意味の説明がある
- ◉ 待ち時間の短縮
- • 検査結果までの時間短縮
- • 待合がきれい
- • 順番が守られる
- • 接遇がしっかりしている
- ◉ やり直しのない採血
- • 単純なミスが起こらない
- • 検体検査時間の短縮

重要成功要因を選ぶには，
- •戦略を実行するための要因のうち，本当に重要なもののいくつか選び出す
- •数多くある要因から，自分の組織において，最も重要と思われるものを選ぶ

図3-16　重要成功要因の洗い出し

（出所）日本医療バランスト・スコアカード研究学会（2021）BSC導入ワークショップ教材.

	戦略目標	重要成功要因	尺度	目標値	アクション・プラン
顧客の視点	快適な採血の提供	**やり直しのない採血の実施**	患者からのクレーム数	30件/月（現状：70件）	● 注射器，針の見直し ● クレームの要因分析

	戦略目標	重要成功要因	尺度	目標値	アクション・プラン
顧客の視点	快適な採血の提供	**待ち時間の短縮**	待ち時間	**20分（現状：45分）**	● 待ち時間のモニタリング ● ブースの増設

図3-17　重要成功要因によって，尺度，目標値，アクション・プランが変わる

（出所）日本医療バランスト・スコアカード研究学会（2021）BSC導入ワークショップ教材．

くてはならないものを洗い出す。リストアップした要因のなかには，アクション・プランで選択されるものもある。

　次に，リストアップした要因から特に重要なもの，自分の組織において最も重要と考えられるものを選び出す。「快適な採血の提供」を達成・実現するために何を行わなければならないのか，目的手段関係となっているものは何かを協議して選び出す。「やり直しのない採血の実施」を選ぶと，その達成を図る尺度とアクション・プランが設定されていく。重要成功要因の設定は，1～2個がよい。重要成功要因を多く設定すると，尺度や目標値，アクション・プランも多くなり，戦略目標の達成まで至らないことがある。そのため，特に重要なものを「選び抜く」ことがポイントとなる。

　先にも述べたが，重要成功要因の内容によって，尺度，目標値，アクション・プランが決まる。つまり，実際に行う業務を決めることになる。仮に重要成功要因を「待ち時間の短縮」とすると（図3-17）のように，尺度や目標値，アクション・プランも変わってくる。

　スコアカードの作成では，この重要成功要因を選び出す作業が最も重要なポイントとなる。

アクション・プランとは？

key word 尺度，目標値，目的手段関係

　戦略目標は，行動に移し，成果を出さないと意味がなく，絵に描いた餅で終わってしまう。戦略目標，重要成功要因，尺度，目標値を達成するための具体的な業務や行動案に落とし込んだものをアクション・プランという。担当部署や担当者を設定することにより，アクション・プランの実行に対する責任の所在が明確になり，日程や人員，予算を設定することで，計画で終わってしまうことを防ぐことができる。

　アクション・プランは，より具体的な業務や行動のことであり，スコアカードは，戦略目標からアクション・プランまでの「横の目的手段関係」を示すものである。すなわち，戦略目標からアクション・プランまでの仮説を示したものといえる。

　アクション・プランは，尺度や目標値を達成するための手段として，具体的な行動を設定する。設定時の確認は，「横の目的手段関係」が成り立っているかで行うが，実際にそのアクション・プランが正しいかどうかは，実際に行ってみないと評価ができない。そのため，四半期ごと，あるいは半年ごとに評価することにより，軌道修正していく。BSCの特徴は，運用途中での変更が可能な点である。定期的にチェックすることにより，方向性がずれていないか，より良い業務や行動となっているかを判断しながら運用できる。

　アクション・プランの設定としては，様々な業務や行動が考えられる。まず，戦略目標，重要成功要因と尺度を複眼で見ながら対応可能なアクション・プランを考える。そこで，可能なアクション・プランを洗い出す。次に，戦略目標に対してアクション・プランをマッピングする（1対1の対応関係をつくる）。すなわち，行動を一つずつ取り出して，それぞれの戦略目標のもつ意味から検討する。そのアクション・プランが戦略目標の達成に貢献するならば候補に入れる。このとき注意すべきことは，アクション・プランが行動の内容を表さず，名前だけになることで，つまり名前だけで評価する可能性があることである。場合によっては，そのアクション・プランで生じる付随的な活動が，実際は戦略目標

を支援していることもありうる。このときの判断基準は「戦略的か否か」ということである。常に戦略的なアクション・プランを考えることを意識する。

　戦略的なアクション・プランの優先順位を明確にしておくと，実務が明確になる。

ミッション，ビジョンとBSCは，どのように関係するか

key word　組織の存在意義，マイルストーン（中間目標），バリュー（価値）

ミッションとビジョンについて，図3-18を参照しながら考えてみよう。

1　ミッション

ミッションとは，その組織の目的や存在意義（存在理由）を表したものである。病院組織の場合は，何のために存在するのか，どのような医療提供を理想としているのかを明示したものである。つまり，存在価値や行動規範を示しており，時間軸に関係なく常に追い求

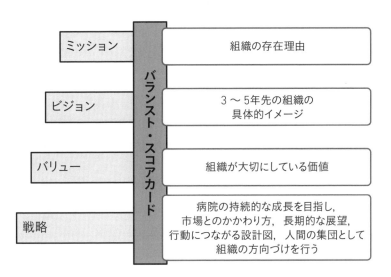

[　**図3-18　BSCではミッション，ビジョン，バリューは戦略に読み替えていくことができる**　]

（出所）Niven, P.R.（2006）. *Balanced Scorecard Step-by-Step: Maximizing Performance and Maintaining Results* (2nd ed.). John Wiley & Sons.（清水孝（監訳）（2009）『BSC戦略マネジメントハンドブック』中央経済社, p.102）の図をもとに作成.

める目標である。

　このように，ミッションは，組織の経営管理のうえで最も上位にある概念で，一度制定されると組織の体制や社会状況などが極端に変わることがない限りは変わることがない。

　ミッションは，制定されればそれでよいというわけではない。より重要なのは，ミッションを掲げるだけでなく，その達成に向けて組織が進むために，ミッションを組織全体に浸透させ，共有し，職員全員が同じ方向を向いて進んでいくことである。

2　ビジョン

　ビジョンとは，ミッションの達成に向けたマイルストーン（中間目標）のようなものである。ミッションに沿って，近い将来こうなっていたいという，目標とする到達点である。ミッションは不変であるが，ビジョンは3年ないし5年ごとに定期的に見直すものであるため，より具体的であり，時間の経過とともに変化していく（図3-18）。

　また，ビジョンは，近い将来のあるべき姿，目標の到達点を示すものであり，ミッションとともに組織全体に明示されるものであるため，ミッションと矛盾してはならない。経営環境は時間とともに変化するため，中・長期的な将来像が変化してくるのは当然である。経営環境が変化すれば，経営課題も変わってくる。その経営課題が，ビジョンと矛盾せず整合性がとれていなければならない。

3　バリュー

　バリューとは，組織の構成員によって大切に抱かれている価値であり，原理原則である。

BSC作成前の
現状把握の重要性とは？

**key
word**

内部環境分析, 外部環境分析, 十分な情報の収集

　BSCは, ミッションおよびビジョン達成のための戦略を示し, 実行・管理していくための統合型で戦略的な経営のツールである。すなわち, ミッション, ビジョンと現状とのギャップをどのように埋めていくかを, 具体的なストーリーとして明確に示す道具といえる。そのため, ミッションとビジョンを明確にすることと同時に, 病院を取り巻く現状について正しく理解することも重要となる。現状の把握が不正確であると, 誤った戦略（ストーリー）が完成するおそれがある。

　BSCの標準的な作成プロセスでは, 病院がおかれている現状を把握するための作業として, **SWOT分析**（→p.12）を用いる。SWOT分析は, 病院の強み（Strengths）, 弱み（Weaknesses）, 機会（Opportunities）, 脅威（Threats）を, 内部環境と外部環境の視点から整理する手法であり, 複数の参加者でグループワークを通じて実施する。この手法は, 参加者間での認識を合わせるという意味で非常に有効なツールである。グループワークに参加する人は基本的にはその病院の職員であるため, 内部環境の観点からは, 間違った現状認識はあまり発生しない。一方で, 外部環境の観点からは, 間違った現状認識や, 把握しておかなければならない事象の漏れなど, 問題が発生することがしばしば起こる。

　内部環境は日々の業務に直結する内容であり, ふだんから目にし, 考えている事項である一方で, 外部環境は, 政治, 政策, 人口動態, 社会情勢など, 医療の現場と直結しないところで起こっている事象であるので, 職員の認識が異なっている。

　外部環境の変化が激しい局面においては, 外部環境を正しく理解せずに病院の戦略を検討することは, きわめてリスクの高い行為といえる。BSCの作成にあたっては, 現状を正しく把握することが重要であり, 特に外部環境については十分な情報収集と整理が必要となる。BSCを導入・運用する事務局（経営企画室など）で, 事前に図3-19のような枠組みを用いてデータ集（ファクトブック）を作成しておくとよい。また, 勤務年数や経験の違う職

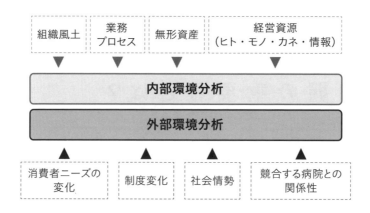

図3-19　環境を分析するための枠組み

(出所)日本医療バランスト・スコアカード研究学会(2021)BSC導入ワークショップ教材をもとに作成.

員のために，病院の内部資料として病院年報や病院日誌などを用意しておく。

　たとえば，内部環境の側面からは，医療機関の方向性を示すミッション，ビジョン，経営方針，行動指針，あるいは院長や理事長の年頭所感などのほか，具体的なデータとして患者情報，他の医療機関との連携に関する情報，診療単価や経費（人件費，材料費，委託費など）などの情報があげられる。外部環境の側面からは，人口動態，受療動向，医療政策や診療報酬の動向，他の医療機関の情報などがあげられる。

Q.17

SWOT分析を理解し活用するには？

key word

内部環境の強みと弱み，外部環境の機会と脅威，合意，掘り下げる

SWOT分析は，組織が現在どのような環境や状況にあるのかを客観的に把握・分析する際に有効な手法である。

SWOT分析の目的は，ミッション，ビジョンを実現するときに，組織が直面している課題や可能性の主要なリストを作ることにある。

環境を内部環境と外部環境に分け，組織の現時点での内部環境の「強み（Strengths）」と「弱み（Weaknesses）」，外部環境の「機会（Opportunities）」と「脅威（Threats）」としてリストアップする。そこから今後の経営課題を見出していく（図3-20）。

まず，内部環境と外部環境の境界であるが，自分たちでコントロールできるものを内部環境，コントロールできないものを外部環境と考える。病院全体を考える場合は，病院内

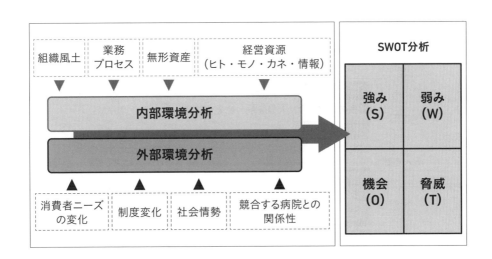

[**図3-20　環境分析からSWOT分析へ**]

（出所）日本医療バランスト・スコアカード研究学会（2021）BSC導入ワークショップ教材.

のことを内部環境, 病院外のことを外部環境ととらえる。また, たとえば検査部で考える場合には, 検査部内を内部環境, それ以外を外部環境として考えるため, ほかの診療科や病棟, 管財課, 医事課といった環境は外部環境となる。

次に, 内部環境の強みと弱み, 外部環境の機会と脅威に区分し整理する。内部環境の強みと外部環境の機会が, 同じことを表現している場合があるが, その際は, ミッション, ビジョンに照らし合わせると整理しやすくなる。時間が経過すると環境が変わる場合もあるため, 現時点での状況でとらえて区分する。強みと弱み, 機会と脅威の区分には, グレーゾーンが生じることがある。その場合の判断基準は,「ミッション, ビジョンの実現に向けて」を考えて, 参加者で納得するまで議論をし, 合意したところを区分とする。

また, 同じ内容であるが, 見方によっては, 内部環境にも外部環境にも, または, 強みにも弱みにも, 機会にも脅威にも当てはまると考えられる場合があり, 掘り下げて検討しなければならない。図3-21を例にみてみよう。

図3-21は, 複数の医療施設をもつグループ法人のうちの1つの病院で, SWOT分析を実施したという状況を想定している。その際に,「法人本部の決定した賃金水準は他法人と比較して低い」という内容があげられたとする。

この内容だけでは, 強みと弱み, 機会と脅威の区分が難しい。まず, 法人本部をコントロールできる内部環境ととらえた場合,「強み」や「弱み」になる。そして「賃金の低さ」によってプラスな影響, たとえば「人員を余分に確保できる」という場合は強みとなり, マイナスな影響, たとえば「ロイヤリティの低下や人材流出が起きている」という場合は弱みとなる。

法人本部の決定した賃金水準は他法人と比較して低い
1. 法人本部は内部か外部か
2. 賃金水準の低さは, プラス（強さ・機会）かマイナス（弱み・脅威）か

内部	**強み（＋）** 賃金の低さにより人員を余分に確保できる
	弱み（－） 賃金の低さを理由にロイヤリティの低下や人材流出が起きている
法人本部	
外部	**機会（＋）** 過剰な人件費の高騰を防ぎやすい
	脅威（－） 賃金を売りにした人材確保ができない

図3-21 SWOT分析の例：内容を掘り下げ明確にする

（出所）西谷啓太作成

一方で，法人本部をコントロールできない外部環境ととらえた場合，「機会」や「脅威」となる。そして同様に「賃金の低さ」によってプラスな影響，たとえば「過剰な人件費の高騰を防ぎやすい」という場合は機会となり，マイナスな影響，たとえば「賃金を売りにした人材確保ができない」という場合は脅威となる。

　このように，見方によって，複数の区分に該当する場合があるため，「何に着目し，どのように解釈するのか」を議論に参加するメンバーが掘り下げ，合意を形成していくことが重要である。

Q.18

短期目標・中期目標・長期目標をどのように考えるか？

key word 戦略マップ，戦略テーマ，短期目標，短期計画，中期目標，中期計画

　戦略マップから短期目標，中期目標を見ていこう。図3-22のように，4つの戦略テーマごとに効果が出るまでの時間によって，長期，中期，短期，そして環境や社会性の4つの戦略テーマが示されている。この図からわかるように，業務プロセスの視点から戦略テーマの時間経過を見ていくと，長期，中期，短期の戦略テーマのなかで，それぞれに短期目標・中期目標・長期目標を見出すことができる。

　しかしながら，病院では短期と中期はよく考えられるのであるが，長期は，ある一定の目的が明確な病院以外は，なかなか考えることはしない。自治体病院や日本赤十字社の病院などは，長期として，「災害時医療の提供」ということを一本常に戦略テーマでもっていることがある。また，自衛隊病院であれば，「健康な自衛隊員を育成する」ということが，病院の一つの長期的な戦略テーマになる。民間病院あるいは看護部や薬剤部などの部門で行う場合は，戦略テーマのなかで，短期，中期，中長期といった区分で考えることが実践的である。

　ここで，短期目標，中期目標，長期目標の関係を考えてみる。

　中期目標は，中期の戦略テーマのなかで描かれる。中期目標は，長期目標で示された目標・方針等に対して具体的な肉付けを行うと考えられる。すなわち，長期目標を受けて中期の実施計画を策定することを意味する。中期目標の期間内へ段階的に落とし込むことによって具体的な方策を明らかにすることになる。そのなかで資源配分を適切に行い，病院全体のバランスをとることを目的としている。つまり，新サービスを提供する対象を明確にし，そこに新サービスを提供するには，新サービスの対象である顧客に対して，顧客価値が向上させるように具体的に行動することが必須になる。

　また，中期目標は長期目標と短期目標の橋渡し役を担っていることが多い。たとえば図3-22のように，BSCの戦略マップで，業務プロセスの視点で横串を刺すように，短期・中

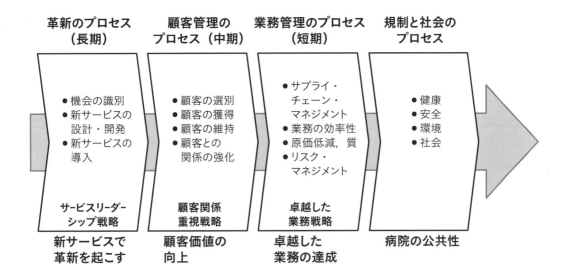

革新のプロセス（長期）
- 機会の識別
- 新サービスの設計・開発
- 新サービスの導入

サービスリーダーシップ戦略

新サービスで革新を起こす

顧客管理のプロセス（中期）
- 顧客の選別
- 顧客の獲得
- 顧客の維持
- 顧客との関係の強化

顧客関係重視戦略

顧客価値の向上

業務管理のプロセス（短期）
- サプライ・チェーン・マネジメント
- 業務の効率性
- 原価低減，質
- リスク・マネジメント

卓越した業務戦略

卓越した業務の達成

規制と社会のプロセス
- 健康
- 安全
- 環境
- 社会

病院の公共性

[図3-22　業務プロセスにおける価値連鎖の戦略テーマ]

（出所）Kaplan, R.S. and Norton, D.P.（2001a）*The Strategy Focused Organization*, Harvard Business School Press（邦訳 p.63の図と文章を参考に病院版に修正）

期・長期の戦略テーマで関係していることからもわかる。

　短期目標は中期目標を実行することに寄与する。短期目標は，会計のワン・イヤー・ルールの影響をビジネス界が受けてきたことを反映して，多くが1年という短い期間のため，業務執行という意味が強く，また，中期目標を実行するための行動指針として位置付けられ，中期目標の基本方針，数値などを受けて，その枠内で1年間の行動目標や達成目標を設定して業務の管理を行う。病院が法人の場合には，年度計画が短期計画となり，また，中期計画に基づいて各事業年度の業務運営に関する年度計画を策定することになる。

　このように戦略テーマに沿って，短期目標，中期目標，長期目標を考えることができるが，その目標には，短期計画，中期計画，長期計画といったことをセットで考えることが必要であり，それをBSCの戦略テーマで俯瞰しながら，スコアカードに落とし込んでいくことになる。したがって，中期，長期の目標をまず設定することが，短期目標を効果的に選定することになる。

Q.19

4つの視点を変化させると どうなるか？

key word

時間軸,ミッションとビジョンを達成するためのストーリー

　BSCの基本は，4つの視点である。BSCの導入においては，BSCの考え方を正しく理解・把握するためにも，基本であるこの4つの視点を枠組みとして戦略目標を検討し，戦略マップを作成することが必須と考える。

　一方で，この4つの視点のもつ意味を正しく理解・把握したうえであれば，病院の戦略に合わせて修正することが可能である。

　ここで，視点のもつ意味を整理しておく。

　病院でBSCを導入する際，「財務の視点」が最上位にあることに違和感を覚える人や，難色を示す職員が少なからず存在する。彼らの意見は「病院は非営利組織であり，利益を最大とすることを目的としているわけではない」「医療は患者のためを思って実施しており，利益を第一に考えているわけではない」といったものであり，もちろんそれは正しい。しかしながら，この考え方は，BSCを正しく理解していないことから生じている。

　BSCで「財務の視点」が最上位におかれているのは，財務，すなわち経済的な利益を一番に考えているということではない。4つの視点の順番を，時間軸やストーリーの流れに沿っておいているということである。患者のためを思って新たな価値を提案するという「顧客の視点」での戦略目標があり，新たな価値の提案を達成するために「業務プロセスの視点」の戦略目標があり，その業務を達成するための準備として「学習と成長の視点」での戦略目標がある。この流れで時間軸を考えてみると，「学習と成長の視点」からスタートし，「業務プロセスの視点」を経て「顧客の視点」での戦略目標が達成され，その結果として「財務の視点」の戦略目標が達成される。このように，BSCの4つの視点は，時間軸に沿ってその位置が設定されていることに留意する。

　この基本的な考え方を踏まえて，病院の戦略やミッションとビジョンを達成するためのストーリーを検討するうえで，視点の追加や修正が必要であれば，自由に検討しても問題

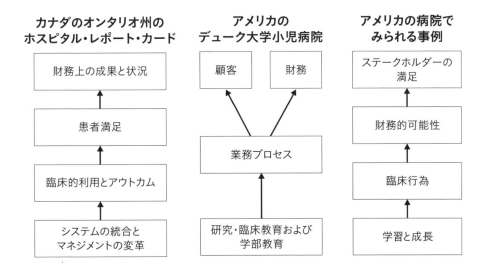

**カナダのオンタリオ州の
ホスピタル・レポート・カード**

財務上の成果と状況

↑

患者満足

↑

臨床的利用とアウトカム

↑

システムの統合と
マネジメントの変革

**アメリカの
デューク大学小児病院**

顧客　財務

↑　↑

業務プロセス

↑

研究・臨床教育および
学部教育

**アメリカの病院で
みられる事例**

ステークホルダーの
満足

↑

財務的可能性

↑

臨床行為

↑

学習と成長

[**図3-23　4つの視点の変化事例**]

（出所）髙橋淑郎作成

はない。たとえば，図3-23のように，4つの視点を変化させながら戦略マップを作成している事例も存在する。

「臨床的利用とアウトカム」の視点の結果によって「患者満足」を向上させ，その結果，「財務上の成果と状況」が出るというオンタリオ州のホスピタル・レポートカードのストーリーや，「業務プロセス」の結果が「顧客」と「財務」の双方の目標を達成し，その結果が「ミッション」の達成につながるというデューク大学小児病院の事例，「臨床行為」の結果が「財務的可能性」を高め，その結果「ステークホルダーの満足」を高めるといったアメリカの病院の事例などがある。

　いずれにせよ，視点を変化させる場合は，時間軸を意識したストーリーのなかで検討する必要がある。

BSCで使用される指標には，どのような指標があるか？

先行指標（パフォーマンス・ドライバー，プロセス指標），
結果指標（遅行指標，成果指標，事後指標，アウトカム指標），
先行指標と結果指標の因果連鎖

　キャプランとノートンは英語でBSCについて書いているので，日本では様々な研究者や実務家が自分の思いで翻訳している。したがって，同じ用語でも訳され方が異なる。さらに，同じ言葉でも文脈によっては，業績評価のための結果指標という意味では結果指標と使用し，先行指標に対して対の言葉として遅行指標という表現もする。たとえば，図3－24からもわかるように，「先行指標，パフォーマンス・ドライバー，プロセス指標」，あるいは「結果指標，遅行指標，成果指標，事後指標，アウトカム指標」など様々な表現がされている。

「先行指標」とは「目標とする成果を生み出す（牽引する）要因」に関係する指標であり，パフォーマンス・ドライバーと表現されている。「先行指標」は，将来プラスの最終結果をもたらすと思われるゆえにプロセス（経過）を追う指標のことである。「先行指標」は，対応する事後（成果）指標の結果を達成するために，組織が必要と考える特定の行動を強化することができる。

「事後指標」とは，目標の成果（結果）を表す指標であり，事後的に測定した指標である。事後（結果）指標は，アウトカムもしくは成果を示す指標である。「成果」は「いかに適切に何かを達成したか」を示す。つまり，最終結果を反映しているので結果指標である。

　このように，文脈に沿って言葉を選んで書くので，同じ意味合いでも表現が異なってくる。

　指標のBSCでの意味を考えると，BSCでは，結果を生み出す要因として，業務遂行原動力であるパフォーマンス・ドライバーを設定することで，結果を導く業務活動そのものを管理対象とすることに意義がある。同時に，パフォーマンス・ドライバーの改善が必須となる。

　たとえば，病院が医業外収益増強のために検診を増やすことが，新たな事業の強力な牽

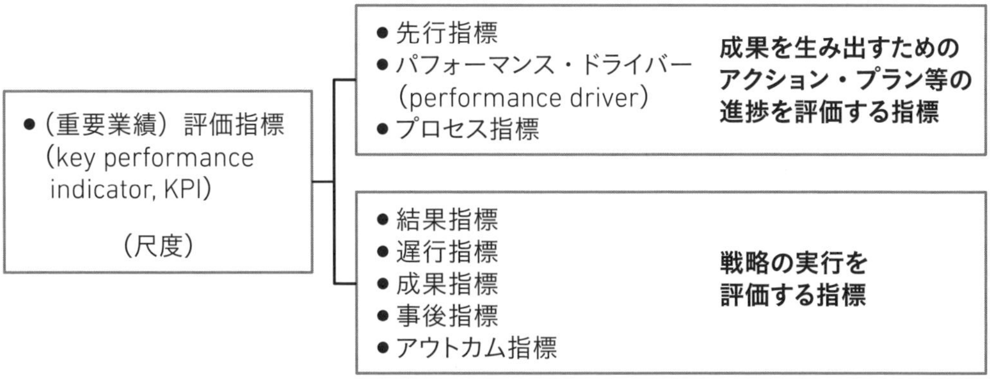

```
●（重要業績）評価指標     ┌─ ● 先行指標                    成果を生み出すための
  （key performance     │   ● パフォーマンス・ドライバー      アクション・プラン等の
  indicator, KPI）      │     （performance driver）     進捗を評価する指標
                        │   ● プロセス指標
  （尺度）              │
                        └─ ● 結果指標                    戦略の実行を
                            ● 遅行指標                    評価する指標
                            ● 成果指標
                            ● 事後指標
                            ● アウトカム指標
```

図3-24　BSCで使用される指標の整理

（出所）髙橋淑郎作成

引役になると考えた場合，結果（事後）指標を「新患数」（初診料が算定できる患者）や「新患からの収入」とすると，「検診車による出張検診数」を追跡することは「先行指標」とみなされる。先行指標は，それ自体が目的ではない。病院の職員として間違えてはいけないことは，病院は出張検診数を数えるためにこの指標を追跡しているわけではない。そうではなく，検診車による出張検診をすることが一定の成果をもたらすことになると考えるからである。

　したがって，病院組織が目指している目標や成果の達成度についての評価指標として，「結果指標（遅行指標，成果指標，事後指標，アウトカム指標）」を有すると同時に，そのような目標や成果を達成するために必要不可欠な要因を把握するための「評価指標（先行指標，・パフォーマンス・ドライバー，プロセス指標）」とが，関係性を持って構築されるということを理解して体系的に指標を理解することが重要である。

　最後に注目すべきは，「先行指標と結果指標の因果連鎖」が，個々の視点だけでなく，BSCの4つの視点を通じて因果連鎖を構築していることである。つまり，下の視点の結果である「結果指標（遅行指標，成果指標，事後指標，アウトカム指標）」は，上の視点の「先行指標（パフォーマンス・ドライバー，プロセス指標）」として機能していることになる。このように進めると，4つの視点を通じて，結果指標が先行指標と組み合わされ，階層的な因果連鎖のネットワークを形成することになり，戦略を成功させることになる（Kaplan, R.S. and Norton, D,P., 1996b, pp.8, 28）。

BSCではなぜ，先行指標・遅行指標など指標が多く出てくるのか？

key word

戦略目標の達成の程度，評価指標，

戦略を具体的な目標値や指標に置き換える，

指標を因果連鎖の形で体系的にリンク，

結果指標とパフォーマンス・ドライバー，指標に基づく管理システム

　現在，世界で主に使用されているBSCは，戦略を成功に導くための戦略経営ツールであるという理解が一般的である。これまでフランスを除く多くの国々で，実務と研究の両面で広く議論され，検討され，導入されてきた。BSCは，業務活動や非財務活動を企業の長期戦略と因果連鎖で結びつけ，すべての組織活動を戦略的関連性に基づいて調整し，管理することを支援する戦略経営実践のフレームワークである。

　このことを理解したうえで，指標と関係させてBSCの特徴を整理していくと，次のようになる。

1. BSCは，組織が戦略目標（第3章 Q.6〜8参照）の達成の程度，すなわち，戦略目標がどの程度進捗しているかを評価する包括的な一連の評価指標を提供するマネジメント・ツールである。

2. BSCは，戦略を具体的な目標値や指標に置き換えるための，そして，目標の達成をマネジメントするための手段である。

3. 4つの視点すべての指標を因果連鎖の形で体系的にリンクさせ，指標間の関係と互いの依存性を明らかにするものである。

4. BSCで使用する指標は，結果指標とパフォーマンス・ドライバーに分かれる。結果を現す業績指標は，戦略目標の領域をカバーするのに対して，パフォーマンス・ドライバーは追求する目標の決定的な前提を指している。結果指標は「遅行指標」の特質を持つのに対し，パフォーマンス・ドライバーには「先行指標」の特質がある。これによって，両方が業績指標のコントロールに役立つ。適切なBSCとするには，定め

られた戦略の業績指標としての結果指標と先行指標（パフォーマンス・ドライバー）をバランスよく配置する必要がある。

　したがって，BSCは指標のシステムであるだけでなく，指標に基づく管理システムということがわかる。指標のバランスの良い組み合わせはBSCの中心的構成要素であるが，BSCはそれだけのものではない。つまり，4つの視点における指標の統合は，特定の事業戦略について，目標と適切な結果（事後・成果・遅行）指標および先行指標（パフォーマンス・ドライバー）を定義することで達成される（Kaplan, R.S. and Norton, D.P. 1996b, pp.28・142）。そうすることでBSCは，4つの視点における目的（ビジョン），目標（戦略目標），尺度（先行指標と結果指標）という観点から戦略を翻訳して，職員に示すことができる。

業績評価指標の妥当性をみるには？

策定時の業績評価指標の妥当性，運用中の業績評価指標の妥当性，
指標の妥当性の変化

BSCのスコアカードにおいて，業績評価指標の妥当性を検討するタイミングは2つある。それは策定時と運用時である。

1 策定時の業績評価指標の妥当性

医療機関において，BSCとは関係なく測定されている業績評価指標が多々ある。病床機能報告やDPC（診断群分類）をはじめ，医療機関は様々な業績評価指標を測定し，外部へ提出している。そのため，現状で測定している業績評価指標を，経営にも利用しようとする傾向がある。確かに，すでに業績評価指標はBSCの存在にかかわらず使用されており，業務上の負担が増加するわけではない。管理者も見慣れた業績評価指標を扱うこととなり，データを収集する担当者にとっても都合がよくストレスもない。

しかしながら，BSCは，業績評価指標を用いて行動（戦略目標や重要成功要因）に対する達成を図ることであり，業績評価指標のあるものに対して行動を起こすことではない。つまり，行動が起点となっている。

そのため，策定時は，行動を起点に業績評価指標を設定できているか，その妥当性を検討する必要がある。

2 運用時の業績評価指標の妥当性

策定時の業績評価指標は仮説であり，その時点で業績評価指標が本当に適切であるかは

策定時

戦略目標	重要成功要因	成果尺度	目標値	現状値	アクション・プラン
AAAAA	BBBB	研修会の開催回数	10	0	CCCCCC

研修会を行っていないこともあり，妥当性は高い可能性がある

1年後（実績）

戦略目標	重要成功要因	成果尺度	目標値	現状値	アクション・プラン
AAAAA	BBBB	研修会の開催回数	10	10	CCCCCC

目標値まで達したが，戦略目標や重要成功要因に影響があったのか
それを踏まえて成果尺度の継続が妥当か

[**図3-25　業績評価指標の妥当性の変化**]

（出所）西谷啓太作成

不明である。また，仮に適切であったとしても，時間の経過や状況や環境の変化により適切さは変化していく。

　たとえば，研修会や勉強会の回数の場合，これまで研修会などを行ったことがなければ，業績評価指標として妥当性が高い可能性がある。ただし，実際に運用していくなかで，研修会の開催が目標の達成に影響を与えないかもしれない。また，1年後，研修会の開催が一般的になると，当初の手応えが薄れ，妥当性が低下するかもしれない。それは，本来，研修会の開催回数を求めていたわけでなく，それを手段とした目的があるためである（図3-25）。

　つまり，当初設定された業績評価指標は，運用しなければ善し悪し，あるいは妥当性がわからない。また，設定された業績評価指標は永続的に有効ではなく，それが適切な時期もあれば，そうではない時期もあるということである。

　BSCは，業績評価指標の数を厳選して運用する。業績評価指標は，多さを求めるものではなく，また多くを運用し，どれかが当たればよいといったものでもない。そのため，業績評価指標として適切であるかという妥当性は，定期的に検討する必要がある。

戦略目標とアクション・プランの整合性を図るには？

key word　目的手段関係，一連の横の関係性，表出化されていない目的

　スコアカードにおいて，戦略目標，重要成功要因，尺度，アクション・プランと作成していく過程で，重要成功要因とアクション・プランばかりに注目してしまう場合が多い。これは，戦略目標に対してどのような重要成功要因を設定するかによって，評価する尺度やアクション・プランがまったく異なってくることが影響していると考えられ，戦略目標に対する重要成功要因の設定は，スコアカード作成上の最大の分岐点ともいえる。そのため，この分岐点により戦略目標と重要成功要因，重要成功要因とアクション・プランと分断して考えがちになる。

　しかしながら，スコアカードの「横の目的手段関係」は，戦略目標と重要成功要因，重要成功要因とアクション・プランというように，断続的な横の関係性だけを意味している

**見直しの際，アクション・プランこそが本当に必要なことであれば，
アクション・プランを手段とした表出していない目的（戦略目標）があるかもしれない**

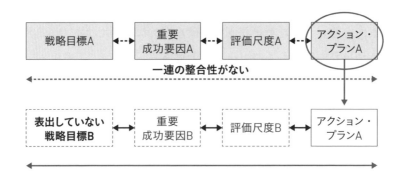

図3-26　表出していない戦略目標

（注）破線は，「横の目的手段関係」が成り立っていない。実線は，「横の目的手段関係」が成り立っている。
（出所）西谷啓太作成

わけではない。戦略目標からアクション・プランまでの一連の横の関係性を意味している。

　また，戦略目標からアクション・プランを作成していく過程で記載される表現は，抽象的な表現からより具体的な表現へ落とし込まれていくため，戦略目標とアクション・プランの整合性が厳密でわかりやすいものとは限らない。しかしながら，戦略目標とアクション・プランを並べた際に，戦略目標を達成する手段として連想できる必要がある。

　仮に戦略目標とアクション・プランに整合性が乏しいと感じる場合，もちろんアクション・プランの見直しも重要であるが，アクション・プランであげられたものを本当に必要なことと考えるのであるならば，アクション・プランを手段とした表出されていない目的（戦略目標）がある場合（図3-26）や，戦略目標そのものが本来想定している意図からはずれているという可能性がある。

　そのため，戦略目標とアクション・プランの整合性を図ることは重要であり，スコアカード作成時のポイントでもある。

Q.24

BSCの完成度を
どのあたりに設定すると有効か?

仮説,実行可能な完成度,必要最低限機能する完成度

BSCは経営の道具であり,多くの戦略同様に,それ自体は仮説である。そして,この仮説は作成したBSCを実行し,一定期間を経て結果が現れてはじめて正しかったのか,そうではなかったのかが判断できる。そのため,BSCを作成した時点でその完成度を追究することは有益であるとはいいがたい。

BSCの運用は,組織力によって大きく左右されるため,「実行可能な完成度」が1つの目安になる。書籍などで紹介されるような事例は理想的なBSCであり,理路整然とした戦略マップとその実行と評価を描いたスコアカードがわかりやすく描かれている。ただし,残念ながらそうした事例のBSCは,それを運用できる組織力があり,彼らのミッション,ビジョンに加え,おかれた内部環境や外部環境,組織文化などが作用し,そこへ至っている。つまり,すべての組織が同じ完成度でBSCを作成し,運用することは不可能なのである。

また,BSCは短期的な運用で完結するものではなく,中・長期を見すえて運用されるため,**PDCAサイクル**＊を用いて,繰り返し,継続的な改善を図り運用していくことが前提となっている。そのため,仮説の完成度を高くすること(仮説であるため,完成することはないのだが)に時間をかけるよりも,運用しながらその結果を勘案し修正しながら完成度を上げていくべきである。

そもそも,組織がBSCを用いるとき何を目的としているのかを考えると,完成度の高いBSC(経営の道具)を作ることを目的とはしていないはずである。多くの場合,ミッションやビジョンの達成のために,単純にいえば,「組織を今より良くするために」ということを目的としているはずである。

そのため,BSCの完成度は,その組織が実行可能な完成度に設定するべきである(図3-27)。BSCとして「必要最低限機能する完成度」とは,少なくとも,戦略マップの「縦の

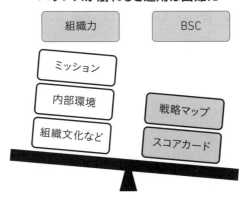

BSCと組織力を勘案し，実行可能な完成度が1つの目安
バランスが崩れると運用は困難に

[**図3-27　組織力とBSCのバランス**]

（出所）西谷啓太作成

因果連鎖」，スコアカードの「横の目的手段関係」，そして戦略マップとスコアカードが1対になっていることである。

　BSCは，完成したということはなく，組織が継続して成長していくための経営の道具であるという認識が必要である。

＊PDCAサイクル（PDCA cycle）：PDCAサイクルは，「Plan（計画）」「Do（実行）」「Check（評価）」「Action（改善）」の頭文字を取ったもので，1950年代，アメリカの品質管理の父といわれるW・エドワーズ・デミングが提唱したフレームワークである。PDCAサイクルを繰り返して強化することで，業務の改善を目指すものである。
　現在では，企業，学校あるいは病院にも適応され，個人の成長にも有用なスキルとして，チームやプロジェクトのマネジメントの場面で，職員一人ひとりが目標に向かって行動する結果として，病院の総体としての業績が改善するための手法として理解されている。

病院全体のBSCから部門への カスケードとは?

連なった小さな滝，組織図と指揮命令系統，強力に組織目標を達成

　病院組織全体として作成したBSCを，部門，部署へ落とし込んでいく（下方展開する）ことを「カスケード」という。カスケードは，「連なった小さな滝」を意味するため，病院組織全体のBSCが，部門，部署へ組織図に沿って滝が連なるように落ちていくことを想像すると理解しやすい。ただし，医療機関では，組織図やそれに基づく指揮命令系統を理解しないまま勤務しているスタッフもいることに注意しておく必要がある。

　そして，カスケードの狙いは，病院組織全体と部門，部署が関連性や連続性のあるBSCを用いることで，より強力に組織目標（ミッション，ビジョン）を達成することである（図

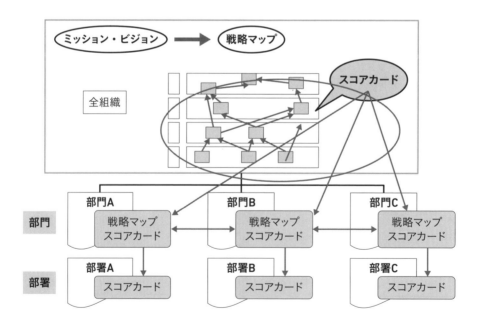

図3-28　病院組織全体から部門，部署へのカスケード

（出所）日本医療バランスト・スコアカード研究学会（2021）BSC導入ワークショップ教材.

3-28)。

　カスケードの方法については，組織の規模や環境が大きく影響を及ぼすことが考えられる。たとえば，規模の小さい病院であれば，病院全体の戦略マップを部門向けに具体的な表現に修正することや，スコアカードだけを部門用に作成し直すだけでカスケードが行える。組織の規模が大きい病院や多機能病院では，病院全体の戦略テーマの一部を利用してBSCを部門で作成することができ，また影響力の大きい戦略目標を利用しつつ自部署の特性を加味したBSCを作成できる可能性もあるなど，方法は様々である。いずれにせよ，カスケードの目的は，組織の目標をより強力に達成することである。病院全体のBSCと部門のBSCが相反することや，あまりにも影響がないという場合はカスケードとはならない。

　病院によっては，部門のBSCはあるが，病院全体や他部署にはBSCがないなどの場合がある。その場合，部門のBSCが病院全体や別の指揮命令系統にカスケードされることはない。戦略マップやスコアカードのうえで，部分的な連携は考えられるが，たとえば，看護部のBSCが病院全体のBSCとしてカスケードされることや，看護部のBSCがリハビリテーション部や事務部門へカスケードされることはないということである（図3-29）。

　カスケードは，組織図の指揮命令系統同様に，病院組織（川上）のBSCから各部署（川下）へと行っていくものである。それは，部署（川下）の行いたいことを軸に，病院組織

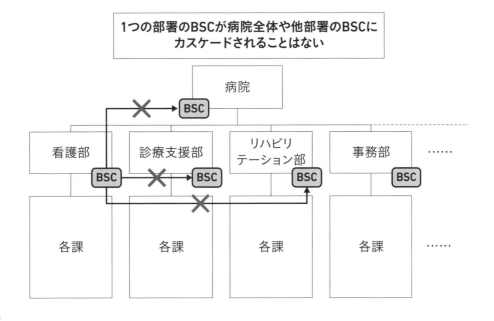

［図3-29　起こりえないカスケード］

（出所）西谷啓太作成

（川上）の方針が決定されないことや，他部署の行いたいことに対して自部署の方針を決定
しないことと同様である。

　次に，カスケードの階層についてであるが，階層としては，「病院組織→各部門→各部
署→各科（各病棟）」あたりが限界といえる。BSCは，一定の自立した組織単位，特にその
構成員が通常，帰属している組織でなければ機能せず，現場に近づけば近づくほど，戦略
を実行する単位として機能できなくなる。少なくとも個人にまで落とし込むことや，委員
会にまで展開することは適切ではない。

　このカスケードに「浅さ」を感じる場合もあるかもしれないが，看護部，リハビリテー
ション部，診療支援部門，事務部門など，病院全体でカスケードが行われることを俯瞰し
て考えると，カスケードの「浅さ」が問題ではないことがわかる。

BSCと目標管理（MBO）との関係は？

key word

モチベーション，チャレンジ性，個人と組織の能力向上，適応対象の相違

「目標管理（目標による管理）（management by objectives, MBO）」の起源は，ドラッカーが著書 *"The Practice of Management"*（Drucker, P.F., 1954）で「組織の構成員に共通の目的を付与しなければならない」として，目標設定の重要性と目標による動機づけを示したことからとされている。

　目標管理は，ある意味，組織の業績向上を目指して，目標を組織のレベルから個人のレベルまで落とし込んで展開していく方法であるが，現在では，個人や組織の能力改善を目指すことも目的となってきている。個人レベルでは，個人が目標に挑戦していくという「チャレンジ性」で精神を高揚させ，自己啓発や動機づけがなされていくことで，組織が活性化されていくことが望ましいとされている。また，目標を個人が設定することは，その人の意識を高めるのであるが，その目標が個人の意識で大きく変わることや，さらに，個人が組織での役割を理解していない場合，組織とは別の方向に目標を定めるということもよくある問題点となる。目標設定にあたっては，部下の自主性を尊重するということで，トップダウン（経営で，組織の上層部が意思決定を行い，その実行を下部層に指示するマネジメント方式）としないことが一般的である。

　わが国では，これまで，個人は組織が定めた目標に向かって進んでいればよかった，あるいは，結果が良ければプロセスは厳しくみられてこなかった。しかし，それでは，ゴーイング・コンサーン（継続企業の前提）は維持できない。社会情勢が変化し，組織の経営課題や個人に求められるスキルや知識が変化している今日において，個人が目標を設定して，実行する計画を立てることが必要になってきたのである。

　しかしながら，組織に個人（職員）のキャリアデザインへの関心，つまり個人の成長を長期的に見守っていこうという意識がなく，目標管理を人員削減や経費削減といった方向で使用するという意識が働いた場合，目標管理が職員のモチベーションを下げる結果にな

る（今野能志，2005, p.67）。そうなると，個人の組織内での協働意欲が減少するので，組織として好ましいものではなくなる。

　さらに，わが国の病院で，目標管理と個人のキャリアデザインを同時に考えることが少なかったことは，目標管理を，「管理のための管理手法」としてゆがめてきたからと思われる。

　目標管理のもう一つの側面，すなわち，上司の指揮・監督から離れて，個人の主体的・自立的参加による自己コントロールという側面も，思うような成果が得られなかった。「目標と自己統制」と考えれば，仕事は病院組織から与えられるものであり，病院の方向性や，病院が自分に期待していることを理解し，自己実現や個人の希望する仕事をいかに強調して，いかに達成するかが重要になる。したがって，ここでBSCの考え方が，個々の職員にとっては，戦略意識を醸成した個人の活動とマッチするのである。

　目標管理の大きな問題点は，結果の重視にある。「終わり良ければすべて良し」では，組織の発展は望めない。

　以上の点から考察すれば，目標管理は単なる制度ではなく，いわんや評価制度などでもない。目標管理は一人ひとりの仕事を本人にとって意味のあるものにして，仕事を通じて，一人ひとりが成長できるようにしようということが基本のコンセプトである（今野能志，2005, p.67）

〈目標管理とBSCの関係性を考える〉

　BSCは，基本の4つの視点の一つが「学習と成長の視点」である。学習と成長の視点を掘り下げてみると，人的資源管理の意味が見出せる。そこから考えると，個人まで目標管理で落とせるとするのは可能であると考えることは自然であろう。

　一方，キャプランらは著書のなかで，「BSCの対象は，独自の戦略をもち，独自の顧客とプロセスでその戦略を実行できる組織単位でなければならない。彼らが注目しているのは戦略的事業単位である」と明示している（Kaplan, R.S. and Norton, D.P., 1996, p.37-38）。この意味は，BSCは，戦略志向組織にのみ戦略論として機能するということである。したがって，それ以外の下部階層や個人目標に落とすためには，BSCではなく目標管理や方針管理を活用すべきと考える。

　表3-2からわかるように，BSCではプロセスの改善を重視しながら，目標間の関係性やビジョンにつながる全病院的な戦略との関係を重視し，視点間の因果連鎖を意識して考える。BSCはさらに，「結果指標」だけではなく，将来への「先行指標」をも包含するものといえる。加えてBSCは，経営手法としてトップ・マネジメント（経営者層）のツールであ

る。

　一方，目標管理の主目的は，「個人の成長」や「組織の目標が達成されること」である。部署目標が，組織の目標と結び付いていない状態で個人目標を作成し，これを達成しても，組織の目標になっていない。組織目標を正しく設定し，個人目標まで落とし込むことが目標管理においては重要となる。しかし，組織目標を個人で実行するまで落とし込むと，戦略と因果連鎖がないので，現場では戦術的な行動になる。したがって，目標管理は戦略との関係性は薄い。

　このようにBSCは，目標管理とは異なることがわかる。これを踏まえて，BSCが目標管理を包含することを理解し，目標管理とBSCを区分することを前提として，BSCを使用している部門・部署でのBSC作成の議論のなかから，職員同士のコミュニケーションが向上することで，個人の目標設定の方向性や精度が向上した後に，それらを活用すると，目標管理の内容が飛躍的に向上する。

　たとえば，師長の機能から考察すると，BSCという枠組みのなかで，戦略の組織的展開のために，戦術レベルでの看護師の主体的な参画を促す一つの管理手法として目標管理を位置付けられる。したがって，病院の経営戦略と現場での戦術レベルの展開をつなぐのが中間幹部の役割が重要になるが，それが師長の機能である。したがって師長は，目標設定面談，中間面談，期末の評価面談が実質的に機能するように動くことが不可避といえる。

〈事例：看護部の目標管理とBSCの関係を考える〉

　病棟や外来といった部署以下の階層で目標管理を行うときは，ほとんどが戦術的で，個別的な看護部の戦略とは別に，個人目標が設定されていることが多い。その場合はBSCとはいえない。この段階では，師長のマネジメント力が求められる。それはBSCのフレーム内で，BSCを採用できない下部層において，BSCでの病院全体の戦略，看護部の方向性を理解したなかで，BSCとは別の経営ツールとしての個人目標の設定を，目標管理として行うことへの指導力といえる。

　したがって師長は，病院のミッション達成のために，BSCのビジョンをわかりやすく示し，ビジョン達成のための戦略というロジックを可視化させる戦略マップを作成する。次いでそれをいかに実行するか，戦略目標，重要成功要因，業績（遅行・結果）指標，アクションプランによって具体策をスコアカードで示し，根拠を提示し，戦略を実行・検証し，共通言語をもって戦略をコントロールする。これにより，BSCが包括的業績管理，戦略的マネジメントを行うための経営の道具であることを理解するのが必須となる。

　BSCを適切に機能させることができれば，看護師の毎日の業務，看護部や病棟の戦略目

表3-2　バランスト・スコアカード（BSC）と目標管理（MBO）の比較

	バランスト・スコアカード（BSC） balanced scorecard	目標管理（MBO） management by objectives
発案者（年） 出典	Kaplan, R.S. and Norton, D.P.（1992）The balanced scorecard: measures that drive performance. *Harvard Business Review*, 70 (1), pp.71-79.	Drucker, P.F.（1954） *The Practice of Management.* Harper & Row.
対象	組織	人間
使用する人	トップ・マネジメント（経営者層）およびミドル・マネジメント（中間管理職層）	現場の職員
経営における 位置づけ	業績測定，コミュニケーション，戦略的経営のツール	管理ツール
定義	※BSCは，キャプランとノートンによって定義されていない BSCとは組織のミッション達成のために，ビジョンを示し，その達成のための戦略を可視化させた戦略マップで示し，スコアカードで戦略を管理・実行し，戦略をコントロールすることで，組織改革にまで及ぶ統合化された「戦略経営実践の枠組み」である	※定義が多数存在 ● 職員一人ひとりが，自身の目標設定にかかわり，日々の進捗や成果を管理することによって，個々の主体性や積極性を育む効果を期待する。病院の目標達成，持続的な競争力の維持を実現するための，活力ある組織づくりにつながる ● MBO and self-controlともいわれる
適応範囲	キャプランとノートンは，独自の戦略をもち，独自の顧客とプロセスでその戦略を実行できる組織単位でなければならないとしている。彼らが注目しているのは「戦略事業単位（SBU）」である（Kaplan, R.S. and Norton, D.P., 1996, pp.37-38）	個人
戦略との関係	ビジョンと戦略を体系的に明らかにし，運用を可能にするため，ビジョンと戦略を導入の要件として，あるいは体系的なフィードバックと学習のプロセスとして具体化するための手順と手段も提供する	部署の目標と組織の目標とを結びつけて，担当者が自ら個人の目標を作成する。しかし，戦略との関係性は薄い。担当者個人の問題であるので，目標間でバランスをとるという発想はない
戦略との因果連鎖	戦略と具体的な関係がないと，管理よりも報告に役立つ指標システム，いわゆるKPIスコアーになるおそれがある。そうなれば，BSCにおける戦略目標は孤立した個別目標となり，病院の戦略の方向性に関して因果連鎖をまとめる効果は失われる(Kaplan, R.S. and Norton, D.P., 1996, pp.28-29)	● 目的は，「組織の目標が達成されること」である。組織の目標を正しく設定し，個人の目標まで落とす。しかし，戦略と因果連鎖がないので，戦術的な行動になるため，戦略との関係性は薄い ● 戦略と戦術との関係性を構築するためには，ミドル・マネジメント（中間管理職層）の役割が重要となる

	バランスト・スコアカード（BSC） balanced scorecard	目標管理（MBO） management by objectives
目標管理における目標についての考え方	「目標管理（MBO）の目標は，限定的な視野の狭い職能別の考えを強めてしまう。目標管理は実質的に，現行の職務をよりうまくやるための伝統的な職務規程にほかならない」（Kaplan, R.S. and Norton, D.P., 2001a, 邦 訳2001, p.293）	個人の目標は，本人の意思と上司との面談で，自律的に，組織の目標に沿って選択する
主要な指標の特徴	• 先行指標と遅行指標で戦略を関係づけて考察する • 戦略目標間に因果連鎖がある	• 目標達成をみる指標に先行指標，遅行指標の区分はない • 指標間の因果連鎖はない
BSCと目標管理の関係	BSCと目標管理は異なる。しかし，BSCという「戦略経営実践の枠組み」のなかで，BSCの展開（戦略志向の組織づくり）のために，目標管理はBSCとは別の経営ツールとして，現場の担当者（看護師や薬剤師など）の戦術レベルでの主体的な参画を促す一つの管理手法として位置づけられる

標と連動させて理解することができる。しかしながら，現実はBSCの理解不足で連動されないまま，BSCと区分されないで目標管理として行われている。

　ある病院の看護部では，部署ごとの目標管理としてBSCを使用している。そこから個人目標を立てて取り組み，これが業績評価の指標になる。さらに，SWOT分析を師長と副師長で実施して，それをもとに部署目標を立てていた。このように目標管理が使用されているが，これはBSCではない。

　キャプランとノートンは，書籍で目標管理に言及している。目標管理の「目標は，限定的な視野の狭い職能別の考えを強めてしまう。目標管理は実質的に，現行の職務をよりうまくやるための伝統的な職務規程に他ならない」としている（Kaplan, R.S. and Norton, D.P., 2001a, 邦訳2001, p.293）。BSCは戦略と具体的な関係がないと，管理よりも報告に役立つ指標システムになってしまう恐れがある。そうなれば，BSCにおける戦略目標は孤立した個別目標となり，病院の戦略的方向性に関して因果連鎖をまとめる効果は失われる（Kaplan, R.S. and Norton,D.P.,1996b,pp.28-29）。

Q.27
「学習と成長の視点」を機能させるには？

key word 4つの視点，縦の因果連鎖，先行指標と遅行指標，人的資本，組織資本，情報資本，インフラの構築

「学習と成長」の視点は，BSCの初期の段階で，「イノベーションと学習の視点」あるいは「イノベーションと改善の視点」とされていたものである (Kaplan, R.S. and Norton, D.P., 1992, p.177-178; 1996b, pp.28-29, pp.126-146)。「学習と成長の視点」は，「財務の視点」あるいは「顧客の視点」の目標を達成するための業務プロセスを改善させるためには，病院の職員の能力をいかにして開発し，行動に移せるようにするかということを目標にしている。換言すれば，病院組織が長期的な成長と業績の改善を実行するために構築しなければならない組織の基盤を築くことである。すなわち，「ビジョンを達成するために，組織はどのように学習し，改善していかなければならないか」という視点であり，ここでのポイントは，個人，組織，情報という3つのキーワードを満たす戦略目標を見出し，それを的確に表現する尺度（指標）を見出していくことである。職員の満足度，職員の定着率，職員の能力測定，教育訓練回数，IT（情報技術）への投資，情報システムなどの指標が含まれる。

この視点の意義は，長期的な成長と改善を担保するための組織づくりを明らかにすることである。組織が患者や家族あるいは地域の開業医に継続して価値を創造していくために改善していくことが基本となっている。リーダーシップ，技術のレベルアップ，サービスの向上などがキーワードになる。すなわち，「病院としての優れた成果は，職員の個人のスキルの向上と勤労意欲（協働しようという意志）から形成される」ことに基づいているといえる。

「学習と成長の視点」は，キャプランとノートンの2001年に刊行された2冊目 *"The Strategy-focused Organization：How Balanced Scorecard Companies Thrive in the New Business Environment"*（邦訳『キャプランとノートンの戦略バランスト・スコアカード』東洋経済新報社，2001年），と2004年の3冊目 *"Strategy Maps: Converting Intangible Assets into Tangible Outcomes"*（邦訳『戦略マップ：バランスト・スコアカードによる戦略策定・実行フレームワーク』東

洋経済新報社，2014年）で大きく変化し，実践的になってきている。すなわち，BSBの理論構造の基本は，「学習と成長の視点」にあり，これらは組織資本（組織風土），情報資本（情報システム），人的資本（職務）の3つの無形資産からなり，「学習と成長の視点」はそれらを可視化する。たとえば，人的資本であれば，スキル，知識，価値観などから構成されるが，実際に，戦略マップの作成時には，業務プロセスでの複数の戦略目標と，「学習と成長の視点」での3つの資本による構成要素とが複雑に関係し，戦略マップの因果連鎖が整理しづらくなる。したがって，最近では，大きく3つの資本をまとめて考えられるようになってきた。

BSCを作成・実行することで，まず，ビジョンと戦略が明確になる。次いで戦略が実行された後，戦略目標の達成が測定され，伝達されるので，再度，実行計画が策定され，それによって情報のフィードバックと組織としての学習（**学習する組織**[*]）などが向上する。要するに，戦略を実行するためのインフラ整備の視点といえる。職員と情報システムについての指標を設定し，新しい戦略を実行するには，職員にその戦略を実行するための教育や動機づけが必要となる。数値目標の設定に関しては，工夫を要する。

繰り返しになるが，キャプランとノートンは，「学習と成長の視点」において，3つの資本を提示し議論している。1つ目が「人的資本」であり，戦略を支援するのに必要なスキル（技術），能力，ノウハウ（専門的な技術や知識やコツ）の利用可能性などである。2つ目が「情報資本」であり，戦略を支援するのに必要な情報システム，ネットワークおよびインフラの利用可能性である。3つ目が，「組織資本」であり，戦略を実行するのに必要な変化

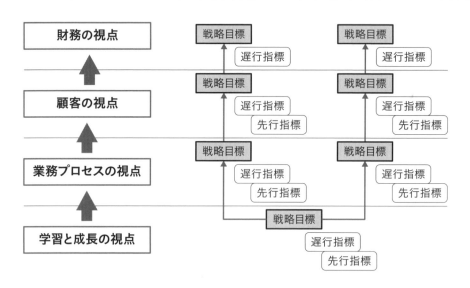

[図3-30　戦略マップの「縦の因果連鎖」と各戦略目標での先行指標と遅行指標]

（出所）髙橋淑郎作成

のプロセスを活用し維持する病院組織の能力といえる。

このように，「学習と成長の視点」は，情報の共有化やインフラ整備などが関係するので，戦略目標の設定が他の視点の戦略目標よりも時間的に「長め」となることが多い。ある戦略テーマで，「学習と成長の視点」の戦略目標の達成が「業務プロセスの視点」の戦略目標の達成を促し，「業務プロセスの視点」の戦略目標の達成が「顧客の視点」の戦略目標の達成を促し，「顧客の視点」の戦略目標の達成が「財務の視点」の戦略目標の達成を促すという因果連鎖を経由して進んでいくため（図3-30），時間がかかることを理解して進める必要がある。

仮に，2年後に「財務の視点」の戦略目標が達成できそうな場合，1年目のアクション・プランの実効性を想定して，指標や目標値を考えておくことが現実的な方法といえる。

＊「学習する組織」は，1970年代にハーバード大学教授クリス・アージリスによって提唱された概念が，アメリカのマサチューセッツ工科大学スローン経営大学院のピーター・M・センゲによって広められた概念である。わかりやすく言えば，環境の変化に適応し，組織構成員が自発的に環境の変化に適応し，組織構成員のしなやかな革新と創造により進化し続ける組織とされる。
「学習する組織」は，ほとんどの組織が真の学習をしないで，状況や問題への単なる対処に終わっていることが多いことから，場当たり的で，戦略もないまま対処を繰り返していると，組織は低きに流れてしまうことへの危惧から生まれているといえる。

「学習と成長の視点」の
注意点と工夫とは？

key word

知識・スキルの向上，自ら学ぶ意欲，業務への動機づけ，
学ぶことへの動機づけ

　筆者の一人である髙橋の研究では，多くの病院で「学習と成長の視点」から「業務プロセスの視点」への因果連鎖がみえる。また，「顧客の視点」から「財務の視点」への因果連鎖もみえるのであるが，「学習と成長の視点」から「業務プロセスの視点」「顧客の視点」「財務の視点」への因果連鎖が途切れることが多くみられた。この理由は，「学習と成長の視点」で設定される戦略目標には，指標が作りやすい「学習」に関する戦略目標が多く，「成長」に関する戦略目標がきわめて少ないことから生じていると考える。

　事例を具体的に考察した結果，職員それぞれが学習して業務に関する知識やスキルを上げること（人的資本の強化）だけでなく，成長すること，すなわち「上げ続ける」ことが期待されるということがわかった。「上げ続ける」ためには，他者が学習を強制するのではなく，自ら学ぶという意欲が必要になる。つまり，業務への動機づけが「学習と成長の視点」において大きな原動力となると考えられる。

「学習と成長の視点」では，職員の仕事への動機づけの向上が暗黙のうちに期待され，それがなければ職員の成長はもちろん組織の成長は見込めない。職員の動機づけは，その意味で組織資本といえる。

　図3-31でわかるように，「学習と成長の視点」における取り組みの多くは，必ずしも動機づけの向上と結びついていない。「研修の回数」と「出席者数」の増加は，学習機会の増加にはなるが，職員の「研修参加への動機づけの向上」に寄与するかどうかは，職員個人によって異なる。仕事への動機づけの低い職員では，研修への参加を負担に感じ，仕事への動機づけを低めてしまうこともある。

　このように，強制されて低い動機づけで参加した研修であっても，多少の知識は身につくため，「学習の視点」にはある程度寄与するが，それでは職場学習の前提となる「学ぶことへの動機づけの向上」にはならない。

戦略目標	重要成功要因	尺度	目標値	アクション・プラン
	研修参加への動機づけの向上	研修の回数 出席者数		

図3-31　尺度（指標）と動機づけ

（出所）髙橋淑郎作成

戦略目標	重要成功要因	成果指標	目標値	アクション・プラン
職員のモチベーション向上	勉強会への定期的参加	学会や勉強会での発表数		学会や勉強会参加への表彰制度の整備 学会参加費助成制度

図3-32　成果指標（結果指標）の設定に課題があるスコアカードの例

（出所）髙橋淑郎作成

　つまり，多くの事例において，BSCにおける「学習と成長の視点」のうち，「成長の視点」が欠落していることが考えられるのである。

　ここで図3-32を参照しながら考えてみよう。成果指標に課題があるスコアカードである。

　成果指標（結果指標）が「学会や勉強会での発表数」となっている。職員一人ひとりの能力が開発され，それが正しく評価されたかどうかを反映する指標としてこれは適切とはいえない。

　職員がもつ能力は千差万別であり，また職位や職種によって求められる能力も異なっていることから，重要成功要因の達成には，第一に個々のもつ能力と求められる能力を明確にすることが必要となる。

　したがって，キャリアパス（異動や昇進のルート）が整備されていなければキャリアパスを整備し，自己の能力をアセスメントする仕組みと同時に，組織が必要とする能力を育成する仕組みを整備していくことが必要である。

　このように考えると，職員の育成体制の整備の指標となる「全部門でのキャリアパスの整備」を成果指標にすることや，それに加えて職員が自身の能力を評価できるように，「職員の職務能力に対する自己評価」なども成果指標としてより適切と考える。

間接部門でBSCを機能させるには？

key word

間接部門の明確化，病院全体のBSCへの貢献，
組織の老化現象の阻止，病院の成長への貢献

　病院組織における「間接部門」（医療サービスを提供するための現場である直接部門の業務を支援する部門）を正しく把握することから始める。病院組織で考える場合は，患者に直接的に触れる部門か否かで区分することが妥当である。したがって，間接部門は，経営企画室，会計課，管財課，総務課，診療情報管理室などとなり，診療部門，看護部門，診療補助部門（栄養科は病院によって間接部門に組み入れている場合もあるが，実際には直接部門としたほうがよいと思われる），医事課などは，直接的に患者に接する部門として除外する。仮に，間接部門として栄養科を考える場合は，コストセンター（病院において利益を生み出さない部門。すなわち費用だけが集計され，収益は集計されない部門）というよりもプロフィットセンター（病院において利益を生み出す部門で利益に責任をもつ部門。すなわち，収益と費用が集計される部門）になるので，そこでも区分したほうがBSCを作成しやすい。

　病院経営を「攻めの経営」にもっていくには，管理部門などの間接部門が重要になってくる。それは，「これまで続けてきたから」という理由で何も考えず今後も続けていくといった安定志向は避けなければならない。たとえば，理事長や院長が，「これでいいんだ」と安定志向を表明したとたんに，院内は「老化」が始まる。

　業務には，学習プロセスがあり，同じ仕事を長く続けていくと，次第にそれに習熟し，その仕事については，能率が良くなり楽になる。人間は同じことに固執しやすい性質をもっており，組織に所属する人間は，その傾向が特にみられる。そのような状況で，トップ・マネジメント（経営者層）が現状を肯定したら，組織内の多くの人は，現在の仕事に固執するようになり，創造性を発揮しなくなる。結果として，組織が硬直化し，絶えず変化する外的環境に対応できなくなり，病院の成長が停滞する。したがって，間接部門においても，組織の老化現象を阻止し，BSCを活用して病院の成長に貢献する必要がある。

　病院における間接部門の役割は何か。それは，病院全体のBSCの実現を促す役割を担

う各事業部門がBSCを達成できるように支援することである。したがって，カスケードした部門や部署から公式化してブレークダウンした（現場に落とし込んだ）ものではなく，病院にとっての院内の顧客（以下，院内顧客）である事業部門への支援と，その部門から創造性を発揮した新規の支援目標を実現することになる。

　院内顧客への支援の基本は，相手が何を望んでいるかを知ることから始まるが，ポイントは対等なコミュニケーションにある。それによって得られた相手の望みを明確にし，それを実現するために，自部署が何を行うべきかを考え，その達成を「顧客の視点」の戦略目標に設定して，そこから「縦の因果連鎖」を考えて戦略マップを作成する。この間接部門のBSCが事業部門のBSCに貢献し，事業部門のBSCの達成が最終的に病院全体のBSCの成功に寄与することになる。

　ここで注意すべきことは，間接部門がこれまで当たり前のように行ってきた業務を，再度検討するという見直し作業を行うことで，前述の「老化現象」を回避するのである。見直し作業を行うと，その作業のなかで，戦略マップに採用されるものと採用されないものが生まれるが，創造性をもった仕事をするためには，業務方法の抜本的な見直し，たとえば，外部の業者の利用，業務規程の見直しとを同時に実施することが望まれる。

　間接部門のBSCでよく起こることとして，総花的な（すべての関係者にまんべんなく利益・恩恵を与えることという意味から，関係するすべての部署や職員に良い顔を示すような）BSCを作成することは，戦略的に行動するという意味が消えてしまう。BSCのもつ特徴を考えて，戦略テーマを絞り込み，「今後数年間は，ここに貢献する」という戦略マップを作り，スコアカードで成果が定量的に評価できるような仕組みを作ることが必須となる。そうしないと，総花的で，成果のみえない，誰からも評価されない，どこにも貢献しない間接部門のBSCになってしまうのである。

BSCの見直しの時期とその方法は？

key word

複数の時間軸，運用実績を勘案，戦略的なBSC

　BSCの見直しの時期や方法を考える際は，「BSCは，そのなかに異なる時間軸を複数有している」ことを理解し確認する必要がある。

　BSCにおいて，戦略マップは戦略テーマを用いて短期，中期，長期という時間軸をもち，スコアカードは各々の戦略テーマの1年間での目的手段関係が記されており，1年という時間軸をもっている（図3-33）。つまり，戦略マップでは複数の時間軸を扱い，スコアカードでは1年という単一の時間軸を扱う。そのため，スコアカードの時間軸を考えると，BSCの見直しは1年ごとが現実的といえる。もちろん，予算編成にBSCの重点をおいている組織であれば，予算編成の時期に合わせて行わなければならない。

　見直しの方法については，基本的には策定時の最終確認の場合と変わりはない。「戦略テーマで展開される戦略目標の因果連鎖が成り立っているか」「スコアカードの「横の目的手段関係」が機能しており整合性があるか」「スコアカードの戦略目標を修正した場合，戦略マップの戦略目標も修正する」などの基礎的な点である。

　唯一策定時と異なるのは，運用実績を積んでいるということである。そのため，「実際に運用した実績や所感をとおして」という視点が加わる。運用実績を勘案して，重要成功要因，評価尺度，アクション・プランにおいて効果がない，達成が容易すぎる，非現実的で適切ではない場合などは修正する。

　ただし，ここでも意識しなければならないのは時間軸である。スコアカードでは1年で考えられていても，戦略マップの戦略テーマは短期，中期，長期で構成されており，そもそもの戦略テーマやそこで展開される戦略目標の時間軸が異なる。そのため，短期的な戦略テーマのスコアカードは，実績を踏まえて目的と手段が適切であったか，戦略テーマや戦略結果への影響に対してどうであったかが理解しやすい。一方で，中・長期的な戦略テーマのスコアカードは，実績を踏まえて目的と手段が適切であったか，戦略テーマや戦略

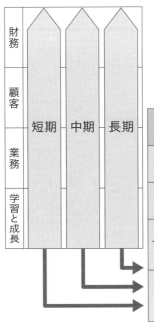

単年	戦略目標	重要成功要因	成果尺度	目標値	現状値	アクション・プラン
財務の視点	×××××	○○○○○	□□□			△△△△
顧客の視点	×××××	○○○○○	□□□			△△△△
業務プロセスの視点	×××××	○○○○○	□□□			△△△△
学習と成長の視点	×××××	○○○○○	□□□			△△△△

スコアカードには
各戦略テーマが
1年で何を行うかを描く

[**図3-33 戦略マップとスコアカードの時間軸**

（出所）西谷啓太作成

結果への影響に対してどうであったかについて，理解や判断が難しい場合がある。

　したがって，見直しの際に時間軸を意識しなければ，不必要に修正を繰り返すことや，結果に至る過程であるBSCを修正しリセットしてしまうことが危惧される。最も悪いのは，影響が薄いからと戦略目標まで修正するものの，それだけにとどまってしまい，戦略マップ上の因果連鎖や戦略テーマ，戦略結果などと矛盾が生まれることである。

　そもそも「戦略」という概念は，「組織の将来像とそれを達成するための道筋」（加藤俊彦，青島矢一，2012）であり，中・長期的視点で考えることが必須である。同時に，競合する病院などの動きに対応するために，戦略には「ゲーム性」の要素もあり，かつ，創発戦略論を考慮する必要あるので，立案時の戦略を信じて実行し続けることが正しいとはいいがたい。

　だからこそ，「戦略的なBSCの見直しを行う際に時間軸を考慮する，意識する」ということが重要な点なのである。

BSCのモニタリングを
どのように行うか?

年次レビュー, 半期(四半期)レビュー, 月次レビュー

BSCを作成した後は, BSCを病院の経営管理の仕組みとして, **マネジメント・サイクル***に組み込み運用をしていく必要がある。BSCをマネジメント・サイクルに組み込み, 運用していく方法は, 病院により様々であるが, 基本的な考え方を示す。

モニタリングは, 大きく「年次レビュー」「半期(もしくは四半期)レビュー」「月次レビュー」の大きく3つの観点から実施していくことが効果的である。

1 年次レビュー

年次レビューは年に1回開催し, BSC全体の振り返りを行うものである。

戦略マップを振り返り, 戦略マップのストーリーが意図していたとおりの流れになっているかを確認する。各視点の戦略目標を達成しているにもかかわらず, 戦略テーマや戦略結果の実現につながっていない場合, 戦略マップのストーリー自体に誤りがあったことになるため, 次年度は戦略マップの見直しが必要になる。

スコアカードを振り返り, アクション・プランが確実に実行されているか, 成果指標が目標値を達成しているか, 達成していなかった場合はその原因は何か, 達成している場合は戦略目標の実現に結びついているかなどの観点から振り返りを行う。成果指標の達成状況と, 「横の目的手段関係(アクション・プランの実行・実現が戦略目標の達成に結びついているか)」の検証が, 主なポイントとなる。

2　半期レビュー，四半期レビュー

年次レビューのうち，特に，アクション・プランが確実に実行されているか，成果指標が目標値を達成しているかの観点から振り返る。

アクション・プランは，担当者や担当部署に振り分けられる場合が大半であるが，振り返りは，担当者や担当部署だけの問題として議論するのではなく，仮に目標が達成できていない場合，病院組織としてどのように対応していくのかについて，関連部署を巻き込んで議論することが重要である。

3　月次レビュー

主にアクション・プラン別に，担当者や担当部署内において振り返る。スコアカードで設定したアクション・プランが想定したとおりに進んでいるか，進んでいない場合，翌月に向けてどのように改善していくかを検討する。

BSCの作成は基本的には1年に1回だが，作成したBSCを有効に機能させるためにも，年次，半期（四半期），月次でモニタリングする体制の構築が必要である。

＊マネジメント・サイクル（management cycle）：病院が目的を達成するために，多元的な計画を策定し，それらが計画通りに実行できたかどうかを評価し，次期への行動計画へと結び付ける一連の管理システム。

BSCを運用するときの
留意点は何か？

key word マネジメント・チーム, 幹部チーム, 目標未達成の理由分析, 改善策提示

1　BSCを作成しただけで終わってはいけない

　BSCは運用して成果を出すことを目的としている。そして，BSCを導入したチームを院長などトップ・マネジメント（経営者層）が支援することで先に進む。BSCを組織で推進するには，トップ・マネジメントの継続的な支援が必須となる。

2　スコアカードに実際のデータを入れて確認する

　データを，取れるところからだけ取っていないかを確認する。また，データを取れないからといって，尺度（指標）を変えてはならない。スコアカードを作成するときには，皆で議論した内容を振り返り，指標などをしっかり検討することが必要である。

3　モニターした結果を分析して，達成できない場合の原因と解決策を検討する

　これを行うには，戦略管理室あるいはそれに準じた機能をもつ組織が必要になる。注意することは，戦略管理室に権限を持たせることと，その権限とトップ・マネジメント（経営者層）の権限と責任を明確にすることである。

4　遅行指標（成果指標，結果指標）の再検討と先行指標の再検討を同時に行うことも時には必要になる

　BSCに付随する様々な形式の因果連鎖を再検討することが必要になる。BSCの中心は因果連鎖であるので，多面的・総合的に考えることを習慣づけると有効である。

5　BSC全体の見直しも視野に入れる

　BSCを見直すときには，全体像と個々の内容の双方をバランスよく見直す。全体像を見ないで個々だけを修正すると，全体のBSCが正しく作成されず，部分的な業務の改善で終わることになる。

6　BSCは他のすべての評価システムに代わるものではない

　BSCは組織での評価の要の手段として策定されたわけではない。BSCはビジネスの戦略的側面に焦点を当てることを目的としている。ほかに，トップ・マネジメント（経営者層）が管理する多数の業務上の評価指標もある。

7　BSCで何かを評価しても，それを他の手段で評価できないということではない

　「スコアカードは，固有の一連の評価指標でなければならない」という間違った考えがよく見受けられる。これは，「スコアカードにはスコアカードでのみ測定する項目を入れる」という考え方であるが，間違っている。評価指標は戦略的な視点からすると有用でBSCで役立つものかもしれないが，他の業務上の評価指標の観点からみても興味深いものがある。したがって，他のツールでの評価を否定しない。

8 BSCに載ることは良いことでも悪いことでもない

　病院の職員のなかには，BSCに表記されていないことに憤慨する人や部門がある。スコアカードに載っていないと自分たちの部門がさほど重要ではないようにみえると感じるようである。

　たとえば，ある組織が，20の評価指標の入ったスコアカードを作成したことがあった。数値は妥当であったが，残念なことに個々の評価指標が実際にはそれ以外の10〜15の評価指標の指数になっていて，スコアカードの解釈を実質的に不可能にしてしまった。これは，その組織のすべての部門がBSCに確実に表記されるようにしたために起きたことで，その結果，効果の限られたものになってしまったのである。

　スコアカードに載っていなくても，自分たちが重要ではないということにはならない。逆に，BSCに表記されることをマイナスと感じる人や部門もある。それは，自分たちのことを名指ししている，不当に自分たちに注目が集まっていると感じるからである。

　しかし，いずれもまったく見当違いの解釈である。たとえば，一定のプロセスが，組織に新たな収益をもたらす原動力になる可能性がある。BSCを牽引する**リーダーシップ・チーム***としては，収益を確実に最大限に引き出すために，この特定のプロセスの業績について定期的に議論したいのかもしれない。これは前向きな姿勢といえる。

9 スコアカードに載る評価指標は，リーダーシップ・チームが戦略の達成に向けた進捗度を確認するために継続的に議論する必要がある項目でなければならない

　BSCの作成と活用と評価に責任を持つリーダーシップ・チームは，短期・中期・長期的な視点で戦略の進捗と達成を確認するための的確な尺度を持つことが必須であり，それを設定することは，特定の部門が喜ぶことでも，嫌がることでもない。部門は粛々と必要な指標のために，正確なデータを提供することが必要である。リーダーシップ・チームは，その実績値をモニタリングすることで，指標の継続性，妥当性，正確性，戦略実行の進捗などについて分析・評価・見直しを行う。

10 スコアカードの尺度（指標）は不変ではない

　病院経営の状況は日々変化する。スコアカードについての理解が深まると，別の角度からもとらえられるようになる。尺度としての指標は，時が経過するとその実用性を失う。つまり，最初に提案された尺度としての指標に組織が縛られる必要はない。

　通常は，時が経過するにつれ，いくつかの指標をスコアカードに交代で載せたり，除外したりするようになる。スコアカードの目的は，意思決定に必要な情報を経営陣に提供することである。この目標を達成するために指標を追加もしくは変更するのである。

11 4つの視点は，それぞれ同数の尺度（指標）でなくても構わない

　極端に不均衡なスコアカードは問題となる場合もあるが，実際に，多くの組織が4つの視点にそれぞれ同数の尺度（指標）を設けようとして無駄な時間を費やしている。24の尺度（指標）がある場合，それを6個ずつ均等に4つの視点に振り分ける必要はない。

　重要な点は，トップ・マネジメント（経営者層）の関心事である。トップ・マネジメント（経営者層）が，たとえば「学習と成長の視点」にある4つの尺度（指標）にしか興味がないのであれば，尺度（指標）の数合わせのために，あと2か所に無意味な数値を記入する必要はない。

12 スコアカードは，戦略プロセスの実行面の空白を穴埋めしてくれる点で貴重なツールである

　BSCが登場する前は，多くの病院で，毎年義務的に戦略プランを策定し，それを職員に提示するだけでそれぞれ自分の仕事に戻ってしまい，翌年また策定するまで戦略プランのことを忘れてしまうということがみられた。スコアカードは，年間を通してBSCをリーダーシップ・チームの目前にちらつかせる手段の一つである。その結果，現在の戦略を中断するとしても，リーダーシップ・チームが単に日常の課題に忙殺されているから戦略を中断するのではなく，何らかの客観的根拠をもって戦略の中断を意図的に決定するようになるのである。

＊リーダーシップ・チームとは，トップ・マネジメント（経営幹部層）とミドル・マネジメント（中間管理者層）から選ばれた，BSCを作成・運用する責任チームのことをいう。

戦略管理室（BSC指令室）を どのように設置し，運用するか？

key word

戦略管理室（OSM），プロセスの管理，
BSCのマネジメント・ツールとしての活用，経営者のより良い意思決定

　BSCだけでは戦略は実現しない。積極的に戦略を作成し，実行しようとしている病院でも，あまり成果が出ないで終わってしまうことも多い。なぜそのようなことが起きるのかというと，戦略を実行するプロセスが管理されていなかったからである。キャプランとノートンは，BSCが成功するにはBSCを継続的に管理する「戦略管理室（office of strategy management, OSM）」が機能していることを論文で示した（Kaplan, R.S. and Norton, D.P., 2005）。

　BSCがうまく機能しないときにみられることは，「戦略の立案と実行がうまくリンクしない」ことである（Kaplan, R.S. and Norton, D.P., 2005, 邦訳p.87）。つまり，病院においては，患者に最も近い位置にいる職員が戦略を正しく理解できていない場合，病院という組織の構成員として，戦略を効果的に実行することはできない。

　戦略を効果的に実行していくには，戦略を正確に，迅速に伝達していくことが必須である。つまり，全社（全病院）戦略を様々な部門，部署あるいはアクション・プランに反映させ，職員の研修プログラム，職員一人ひとりの動機づけに戦略目標を合致させることが必要になる。また，**厚生行政**＊や医療環境の変化に合わせて，常時，戦略をチェックし，調整していくことも必要になる。これらの一連の業務を統括するのが戦略管理室である。

　戦略管理室の役割は以下のとおりである。

---

①BSCの作成を支援し，実行を促し，マネジメントする

②院内の組織間の連携を図る

③戦略実行の進捗を管理する

④戦略の定期的点検・見直しを行う

⑤院内のコミュニケーションを増進させる

戦略管理室はトップ・マネジメント（経営者層）の中でも，院長直属とし，院長をサポートする立場にすると活動しやすくなる。実際，戦略管理室の責任者は，院長あるいは理事長に直接報告するので，職員は，各プログラムへの反発や部門や部署の壁，すなわち縦割りの関係を乗り越えて業務を遂行できる。

以下，具体的に考えてみよう。組織内でのBSCを運用するレベルには，一般的に2つのレベルがある。

1 レベル1

スコアカードが作成されたばかりで，トップ・マネジメント（経営者層），場合によっては，ミドル・マネジメント（中間管理者層）を入れた会議で，まだそのスコアカードを，経営中枢であるトップ・マネジメント（経営者層）の意思決定システムに組み込む方法を模索している段階である。

レベル1では，スコアカードは通常，トップ・マネジメント（経営者層）の会議の数ある議題の一つにすぎない。この会議でスコアカードの実績を確認する人物はBSC担当者であり，理事長や院長ではない。この会議では，多くの場合，出席者の中で一番上の上司（理事長や院長など）が議長を務め，BSC担当者に「今月のスコアカードの状況はどうですか」と尋ねる。するとBSC担当者が，「順調です。これらの12個の目標を達成しましたが，こちらの8個については達成できませんでした。また報告します」と述べ，次の議事に移っていく。こうした状況は，明らかにトップ・マネジメント（経営者層）の会議が，まだスコアカードを適切に使いこなす方法を把握していない段階にあるといえる。

どの組織でもレベル1の段階を通るが，ここで費やす時間は大幅に異なる。ある組織は1回ないし2回のスコアカードを経て次の段階に進むが，いつまでたってもレベル1が続く組織もある。

2 レベル2

レベル1を通過した組織はレベル2に入る。レベル2の段階ではじめてBSCがマネジメント・ツールとして活用されるようになる。前提として，戦略マップを共通に理解したうえでの議論となるレベル2は，次のいくつかの点でレベル1と大きく異なる。

まず，スコアカードはトップ・マネジメント（経営者層）の会議の数ある議題の1つではなく，むしろスコアカードが議事日程を動かすようになる点である。トップ・マネジメント（経営者層）の会議が戦略と組織の将来について話し合うことを目的としているなら，戦略目標，重要成功要因など，病院が戦略的成功に不可欠と考える目標値，尺度（指標），アクション・プランこそが会議の牽引役となる。

　レベル1とレベル2の違いは，会議中に誰がスコアカードを管理しているかの認識である。レベル2では，BSC担当者ではなくトップ・マネジメント（経営者層）がスコアカードの実績を全員で確認する。これによって会議に出席している全員がツールの重要性を深く認識することになる。

　両レベルの最も大きな違いは，スコアカードの実績についての議論でみられる。レベル2の議論では，レベル1のように，病院が目標値を達成できなかったことを認識するだけでは不十分である。ただし，目標値を達成できなかったことで直ちに厳しい非難にさらされるわけではない。

　レベル2では，なぜ目標値を達成できなかったかに注目する。目標値を達成できなかった理由について病院から様々な反応が引き出される。たとえば，目標値が達成されなかったのは，かつて評価したことのないものを評価したためで，その指標に対する経験不足から実現不可能な高い目標値を設定してしまったという可能性が考えられる。この状況に対処するなら，もっと現実的なレベルに目標値を変えればよい。

　また別の可能性として，数値を正しい方向に促すために特定されたアクション・プランが予定よりも遅れている場合，その尺度（指標）の担当者に対して厳しい質問が投げかけられることになる。

　あるいは，アクション・プランは予定どおりでも，何らかの理由で効果がないことも考えられる。その場合は，トップ・マネジメント（経営者層）にとっては学習の機会となることを意味し，方向性を変える可能性もある。

　さらに別の可能性として，経済状況が変わるような外的環境の変化が起こったことも考えられる。新たな競争相手が市場に参入した可能性や，患者が別のサービスを見つけたという可能性もある。

　スコアカードはこうした動向に関する最新の情報を提供し，課題に対処し効果的に解決する方法を決める立場にトップ・マネジメント（経営者層）を立たせることができる。

　もう一つの重要な側面として，スコアカードの対象とする顧客が「病院の幹部」だという点である。

　幹部とは，スコアカードの作成対象となる事業単位の最終的な責任者となる人たちのこ

とである。スコアカードが組織規模の形態のものであれば，幹部は理事長もしくは院長およびその直属の部下となる。スコアカードが組織の医療の質を対象としているのであれば，幹部は医療の質に関する最高責任者およびその直属の部下となる。スコアカードの対象が外科部門であれば，幹部は外科の最高責任者およびその直属の部下となる。

　誰が幹部であるかを識別することは重要である。なぜなら，スコアカードの主要な目的は「健全な経営上の意思決定を支援すること」であり，それを行う必要があるのは幹部だからである。スコアカードは全職員への情報伝達や最も重要な評価指標を示すために利用されるが，BSCを導入する主な理由は，経営におけるより良い意思決定を行うことにあることを忘れてはいけない。

＊厚生行政：厚生労働省は，厚生行政分野（社会福祉，社会保障，公衆衛生の向上・増進など），および，労働行政分野（働く環境の整備，職業の安定・人材の育成など）にかかる政策の企画・立案などを行っている。これらの仕事をとおして，人がすこやかに生まれ育ち，働き，安心して生活が送ることができるよう，人々を支える仕事が厚生労働省の厚生行政の本務といえる。

BSCで直面する戦略実行の阻害要因とは何か？

ミッション,ビジョン,共感と納得,資源配分

キャプランとノートンは，1996年の書籍で，戦略の実行の阻害要因を4つ（ビジョンの障壁，人的障壁，資源の障壁，マネジメントの障壁）指摘している（Kaplan, R.S. and Norton, D.P., 1996b, pp.192-197）。

1　ビジョンの障壁：実行不能なビジョンと戦略

ミッションをビジョンとして表現できないときに生じる障壁である。ビジョンと戦略が，現場の多くの職員が理解できるように表現できていない場合である。現場の職員が，戦略やビジョンに納得し，共感するうえでの課題といえる。これが明確でないと，戦略目標も重要成功要因もそのパフォーマンス・ドライバー（先行指標）も認識できず，BSCが成功しない可能性が高くなる。

2　人的障壁：部門のチームおよび個人の目標とリンクしない戦略

部門の長期的な方向性が，部署，チーム，そして個人へ落とし込まれていないときに生じる障壁である。部門の業績評価システムは，伝統的な**マネジメント・コントロール・システム**[*1]の一部分として確立されている財務予算を達成することにフォーカスしているため，短期的なゴールを目指す個人やチームの目標とリンクしないことから生じる。

3 資 源 の 障 壁 ：
長 期 お よ び 短 期 の 資 源 配 分 に リ ン ク し な い 戦 略

　戦略を実行するときに，病院の長期・中期・短期の戦略を考える際に，その優先順位を考慮して資源配分をリンクすることができないことから生じる障壁である。長期予算と短期予算を別々に立案することから生じる。

4 マ ネ ジ メ ン ト の 障 壁 ：
戦 略*2 で は な く 戦 術*3 へ の フ ィ ー ド バ ッ ク

　戦略がどのように実行され，どのように機能したかという情報をフィードバックする仕組みがないことから生じる障壁である。戦略を実行するために必要な情報がなく，それを検討する時間もないことが問題を大きくする。

　戦略を実行するうえでは，分析を目的とするのではなく，実行するのは人間であることを意識する必要がある。アメリカでも，BSCは，コミュニケーションやチームの総合力などの向上を意識して導入されている。

*1　マネジメント・コントロール（management control）：AnthonyとGovindarajan（Anthony, R.N. and Govindarajan, V., 2001）は，経営管理に関して，組織のゴールを決定し，ゴールを達成するための戦略を決定するプロセスを「戦略の策定」，特定のタスクが効果的そして効率的に実行されることを確実にするためのプロセスを「タスク・コントロール」，および「戦略の策定」と「タスク・コントロール」を結び付けるものを「マネジメント・コントロール」として，3つに分類した。「マネジメント・コントロール」は，中間管理職層が組織の戦略を成功させるために組織構成員に対して影響を与えるプロセスとしている。
「マネジメント・コントロール」の手法として，これまでは予算などが正しいツールのように論じられてきているが，アンソニーらが示したように，決して予算等に限定されるものではないという考え方が正しいといえる。

*2　戦略とは，組織が進むべき方向やシナリオを描くこと。すなわち，戦略は高い立場からの大きな経営判断を指し，部分にとらわれずに全体像を明示していくものといえる。この経営者層が考える「視点の高さ」が戦略の特徴といえる。

*3　戦術とは，戦略を実現するために用いる手段やオペレーションのことであり，戦略の実現手段を指す。戦術は戦略の全体像のなかで，現場で実際に実行していく人や部隊の部分的な実戦で成果を上げていくための戦い方といえる。

BSCを医療で有効に活用するには？

key word　共通言語としてのBSC，縦割りの組織，専門職間のコミュニケーション，チーム医療

　BSCは原則として，指標として数値に表すことが前提となっている。その前提を踏まえたうえで，包括的な業績評価を内包した「戦略経営実践の枠組み」として機能し，組織まで変えるという機能をもっている。そして，BSC作成の結果，病院全体，部門，部署を客観的に可視化することで，たとえば，個人が病院の方向性や戦略と関係させて，自分の業務をとらえることができるので，病院の向かう全体像を理解したうえで，自分の業務をBSCと関連させてみることができるようになる。

　BSCを運用することで，病院組織は戦略を測定可能にし，実行していく能力をもつことができるようになる。さらに，進化すれば，職員一人ひとりの知識や経験を顕在化させることができる。そこで中心となる機能が共通言語としてのBSCであり，縦割りの組織のなかで専門職間のコミュニケーションツールであり，そこに，**ナレッジ・マネジメント***としての「学習と成長の視点」が有効に機能することになる。

　BSCのこの変化は，決して包括的業績評価システムとしてのBSCを否定し切り離すものではなく，それらを踏まえながら進化していくという意味であり，包括的業績評価は，BSCのコアになる考え方である。また，部門や部署のBSCとして，臨床面でのBSCの利用も変化してきている。たとえば，臨床検査部門のBSC，血液部門のBSC，熱傷センターのBSC，長期ケアのBSC，薬剤部門のBSC，精神科のBSC，放射線科のBSC，救急部門のBSC，医療情報部門のBSC，公衆衛生のBSCなど，世界各国で様々に実施されている。

　さらに，BSCはチーム医療を展開するときにも役立つ。病院全体のBSCの導入を考える場合，その成果を測るうえで，医師をはじめとした医療従事者の関係（チームワーク，人間関係など）と医療の質は重要なポイントになる。また，それを他の組織と比較・解釈・測定することが難しいということが，病院でのBSCの適応の難しさにもなる。

　医療の質がチームワークによって決まることを1つの要因と認識すれば，病態や性格な

どが異なる患者に対して，組織として標準化された技能や知識をもった個人が対応するという前提があり，そのうえで，適切に丁寧に個別対応することを第一としなければならない。病院組織には，臨機応変なチームが必要であるという現実を踏まえて組織化を進めることが肝要といえる。

　医療の質の向上というビジョンの達成のためには，強い組織，チーム作りを徹底し，「顧客の視点」として患者にとって価値を提供できる専門職が存在する最適なチームを組む必要がある。そのチームに組み込まれたということは，一人ひとりが欠かせない人材であるということであり，職務上の指示出し，指示受けの関係はあっても，人間として上下はないという病院のトップ・マネジメント（経営者層）の指導や組織風土が必要である。

　BSCを活用することで，組織や部門の目標を定め，その達成度を評価する指標を決定する。また，指標の目標値を定め，それを成し遂げるアクション・プランを作成し，数値をモニタリングしながら継続して計画を練り直すプランニング機能を発揮する。そして最終的に，顧客の満足，職員の満足，財務的改善をなし遂げて，ミッションを達成していく必要がある。BSCを活用することによって，こうしたことがチーム，部門，部署でできるのである。

＊ナレッジ・マネジメント（knowledge management）：日本語でも「ナレッジ・マネジメント」と表記することが主流であり，「知識管理」というと意味が変わってくる場合があるため，「知識経営」が正しい。ナレッジ・マネジメントは，1990年代初めに野中郁次郎が「知識経営」の視点から，SECI（セキ）モデルなどを発表したことから生まれた，日本から発信された考え方である。端的に示すと，組織や個人が知識を活用することのみならず，知識や情報を共有することで，新たな知識を創造しながら経営を行うことといえる。

病院におけるBSC導入・運用の 成功要因は何か？

 key word　トップ・マネジメント（経営者層）のBSCの理解，導入・運用支援，仕組みづくり

　病院組織におけるBSCの成功要因を抽出すると，次のようになる（髙橋淑郎，2021，第6章）。

院長がBSCを直観的に有効であると感じていること

　院長が，BSCに理解や共感などをもち，自ら推進していき，事務局がその病院の風土を理解して，物心両面から後方支援している。

BSCを実行していく事務局の賛同，理解，協力があること

　事務局が前面に出ないでバックヤードを確実に動かし，事務局内にBSCのエキスパートが育成されている。

院長などトップ・マネジメント（経営幹部層）が常にバックアップしていること

　院長が支援していることを，病院の職員に見せる仕組みを作る。継続的な支援によって，BSCを行う職員の納得性が向上する。

BSCをマネジメント・サイクルに入れ込む仕掛けがあること

　そして，ミドル・マネジメント（中間管理職）以上の職員がそれを知っている。
　また，仕掛けを活用するために，院長（あるいは代理）が各部署，各部門の責任者との面談にBSCを使用して評価することも成功要因となる。

コミュニケーションの向上に伴い，ロワー・マネジメント（現場監督者層）とミドル・マネジメント（中間管理者層）およびトップ・マネジメント（経営者層）の一体感を生むこと

成果を測定する仕組みづくりと発表会などの報償制度を確立すること

BSC戦略管理室的な機能をもった組織や専門部署を設置していること
　専門部署が常に院内のBSCの作成から評価まで，すべてに関与することで，院内を引き締める。

　これらがすべてではないが，主要な要因であると考えられる。それは，Q.37に示す失敗要因の裏返しになっていることからもわかる。

BSC導入・運用の失敗要因は何か？

key word

不明確な導入目的，トップ・マネジメント（経営者層）の無関心，無難な経営志向

　経営コンサルタントのニヴンは，多くのBSCの導入を支援し，その経験をわかりやすく示し，一般の読者だけでなく，キャプランからも称賛を得ている。ニヴンは以下のように，BSCの導入・運用がうまくいかない要因を指摘している（Niven, P.R., 2002, pp.317-322）。

①トップ・マネジメント（経営者層）の関与がない

②BSCについての教育，訓練がない

③戦略がない

④目的がなくBSCを導入する

⑤最初のBSCの作成に，時間をかけすぎるか，急ぎすぎる

⑥コンフリクト（葛藤）がない無難な経営である

⑦必要な尺度を探そうとせず，既存の尺度を4つの視点にまとめてBSCを作成する

⑧用語が統一されていない

⑨カスケード（下方展開）せず，大規模な組織でBSCを1枚しか作成しない

⑩BSCの尺度を，報酬制度にリンクするのが時期尚早である

　ニヴン（Niven, P.R., 2002; 2006）は，10の失敗要因をあげたが，そのなかでもトップ・マネジメント（経営者層）の関与がないことをワースト1にあげている。また，多くが導入後の失敗要因である。①トップ・マネジメント（経営者層）の関与がない，②BSCについての教育，訓練がない，③戦略がない（→戦略になっていない），④目的がなくBSCを導入する，これらはすべて病院としての組織力がないことに通じる。すなわち，BSCの導入後の成否は，病院の事務局の経営管理能力，トップ・マネジメント（経営者層）の積極的な関与やリーダーシップの問題に帰着すると考えられる。

病院におけるBSC導入・運用の失敗要因は何か？

key word　低い組織力，トップ・マネジメント（経営者層）のブレと勉強不足，内部抗争

　病院でのBSCの失敗事例に関しては，筆者の経験から分類すると以下のようになる（髙橋淑郎，2021）。

1　導入検討時にできないと判断して取りやめた事例

　これは，院長が導入の必要がないと判断した場合も含まれる。たとえば，BSCの導入の際に，事務職員あるいは事務部長などが，公益性の高い医療提供を考え，社会医療法人にするために，「BSCでベクトルを合わせたい」と考えていたという場合が多い。筆者が訪問した北海道の病院では，院長は，BSCに興味がない様子であった。同じような事例で，関西の病院では，筆者が事務の責任者からの依頼で訪問したにもかかわらず，トップ・マネジメント（経営者層）が出てこないということがあった。事務局が導入を考えていても，トップ・マネジメント（経営者層）が何らかの理由で採択しないという事例が多い。

2　導入ワークショップ後に，中止となった事例

　導入ワークショップまで行ったが，中断したという事例もいくつか経験した。ある病院で院長，理事長が導入を望んでいたが，病院内の実権を握っている専務理事が，何らかの理由で中断したという事例があった。

3 BSCを作ったが，運用できないで中止した事例

　BSCを作成し，運用することになったが，院内でBSCを指導する人が知識不足で，職員からの質問に答えられないなど，職員からの信頼を失った事例があった。また，院長の反対意見によって，ぶれてしまった事例もあった。

4 BSCは順調に運用されていたが，院長が中止を判断した事例

　これは院長が交代する時期に多い事例で，公立病院に多い傾向がある。公立の病院では，事業管理者のそのときの判断に左右されることも多い。また，新院長が，前例をすべて崩して自分のカラーを出したいなどの場合も中断する。歴史のある都内の病院で，順調に，積極的にBSCを進めてきたが，院長の交代で取りやめたこともあった。

　このように，病院でのBSCの導入に関しては，導入前のつまずきと導入後のつまずきがあり，特に導入後は，組織力あるいはリーダーシップと，継続してBSCを勉強するという意欲ある職員の存在，ミドル・マネジメント（中間管理職層）の積極的な関与が，明暗を分けることがわかった。

　BSCは，単なる経営ツールであるが，院長が目指す病院づくりのための情熱を吹き込むことで，ツール以上の成果を出すことができる。その情熱は，決して，感情に訴えるものではなく，冷静に，BSCの機能に信頼を寄せることでもあるということが，上記の事例から読み取れる。

　筆者の経験した事例をもう一つ紹介する。院長はBSCを直感的に良い経営のツールと判断したが，その後，BSCを勉強しないままでいた。しかし，トップ・マネジメント（経営者層）数人がBSCを理解し推進していった。それから10年以上過ぎ，院長は，新しい経営ツールや，コンサルタントからの業務改善の提案のほうに関心が向かい，BSCの基本の考え方から離れてしまった。そのうえ，BSCをリードしてきたトップ・マネジメント（経営者層）が他院へ移り，リーダーがいなくなった。BSCを用いた経営を行っていると名乗ってはいるが，院内で経営戦略を理解している人がおらず，中途で入ってきた，金融機関の支店長経験者が，BSCも医療の心も理解しないまま「BSCもどき」を進め，BSCとはかけ離れたものになっていった。

院長などトップ・マネジメントの積極的なBSCへの関与と，事務局の組織力，ミドル・マネジメントでのBSCのエキスパートの育成，エキスパートが常にBSCに責任をもつ仕組みづくりと運用が大事であることが，これらの事例により明らかである。

病院におけるBSC導入・運用時に，最も多く発生する失敗要因とその解決策は何か？

key word

経営トップ，職員の納得，単一目的導入，コミットメント

　導入時の失敗で，最も多くあった事例は「病院のBSC導入目的が曖昧であったこと」である。BSCの導入目的が不明確では，BSCの構築にいくら時間をかけても目的は達成されない。具体的にどのような目的で導入するのか，BSCの成果として何を望むのか，などを明らかにしてから始めることがポイントになる。つまり，どのような状態になれば，BSC導入が成功となるのかを明らかにすることが必須であり，多くの職員がBSC導入と運用時のイメージをもてるようにする。

解決策1

　トップ・マネジメント（経営者層）が積極的な**コミットメント***を示すことが，解決に向かう方法である。トップ・マネジメントがBSC導入を明示し，これを支持すると公表し，あらゆる場で戦略マップとスコアカードを取り上げることが必要である。

　たとえば導入時であれば，職員の多くを集めて，病院BSCの専門家の講演（BSCを導入すると，どのようなメリットがあるのか，どのように病院が変わるか，あるいは，医療でのBSCの基本的な理論といった内容）を聞いてもらい，その後で，理事長あるいは院長が，「本院は，病院経営の基本ツールとしてBSCを導入する」という「キックオフ宣言」をする。筆者のこうした指導により，多くの病院で成果を出した経験がある。

　筆者が経験した具体例として聖路加国際病院を紹介する。聖路加国際病院の理事長であられた故日野原重明先生は，戦略マップ1枚で90分にわたり，幹部職員の前で来年度の病院の方針について説明された。その際，日野原先生は資料を何も見ないで戦略マップに従い，長時間にわたって熱く思いを話されたということを幹部職員から聞いた。BSCを理解し，実践しているリーダーのすごさと，そのリーダーのBSCの作成と運用を支えてい

たマネジャークラスの職員の能力の高さに驚いたことを鮮明に覚えている。

　また，元山形県立中央病院院長の小田隆晴先生は，病院訪問者に対してBSCによる病院経営について話し，またBSCについて職員と議論した。さらには経営戦略室を設置し，戦略の立案，実行，評価を行って，BSCを実際にまわす大きな原動力になられた。リーダーによるBSCの理解とBSCへの積極的な関与が重要であることがわかる。

解決策2

　経営トップの積極的な関与があったとして，BSC導入病院が戦略マップとスコアカードを作成し，職員にBSCの導入を十分納得させることが重要になる。そのとき，病院内の事務局にBSCのエキスパートを育成すること，すなわち"BSCの伝道師"を育成したうえで，その積極的な活動により，院内でBSCに批判的な人やグループを減らしていく行動をとることが必要である。院内にBSCの理論を理解し，BSCに陶酔している人材を多く作ることが重要となる。運用面でBSC事務局が手綱を緩めないことが，成功の第2のポイントになる。

解決策3

　BSC導入の際は，すでに病院に導入されている経営管理制度とBSCとの調整を図ることが必要になるが，それはまさに事務方の能力にかかっている。

　BSCは戦略マネジメント・システムのみならず，人事評価，リスク評価，無形資産管理，IT投資の評価など，様々に応用することができる経営の道具であると理解していても，同時にいくつかの目的を追求すると，組織の機能不全を起こすことになる。なぜなら，BSCを単一目的ではなく，最初から複数の目的で導入を目指す結果，業績評価指標の数が増え，また相互に矛盾する結果となって，中途半端な導入になることが多くみられるからである。

　このようにBSCという経営のツールは，他の経営のツールを排除しないというメリットがあるが，一方で，それがうまく機能しないとデメリットになってしまうので，BSC導入前に，すでに使用されている経営ツールを見直しておくことが重要となる。

　以上からわかるように，第1は院長や理事長がBSCを理解し，BSCは導入する価値があると実感し，積極的にコミットメントすることである。さらには，BSC導入の反対勢力に負けないだけでなく，ぶれない発想と行動が求められる。

　一方で，BSCを実際に支える事務方のなかにBSCの伝道師を育成し，さらには医師，看護師，薬剤師，臨床検査技師，診療放射線技師，理学療法士などの各部門・各部署で，BSCを理解し，これに酔心する伝道師を育成することができれば，病院でのBSCの機能

が十分に発揮できる基盤ができたといえる。

＊コミットメント（commitment）：コミットメントは，英語のcommitmentを日本語としてカタカナ読みした言葉で，様々な意味で使用されている。英語では「約束」「誓約」「公約」「確約」，あるいは「かかわり」「かかわり合い」「関与」「介入」を意味する。日本語では「責任をもって関与すること」，あるいは「責任を伴う約束」という意味になる。

たとえば，①「他の病院のコミットメントが必要」は，「他の病院の参加あるいは関与が必要」ということで，「承認」「確約」などといった意味をもつ。

②院内で「会議にコミットメントしてほしい」と言われた場合は，「参加者の一員として出席してほしい」という意味に加えて，「責任を意識して積極的に議論に取り組んでほしい」という意味があることが重要である。

③「組織コミットメント」という表現の場合は，組織に所属する個人の組織に対する帰属意識などのことをいい，「愛社精神」「忠誠心」といった意識の高さのことを指す。

④「ブランドコミットメント」という場合は，特定のブランドに対する消費者のこだわりの強さを表す指標，というように使用範囲は広い。

ワークショップでの質問①
SWOT分析に関して実務的に教えてください

【質問】
　看護部のSWOTは，これまで病院外を外部環境，病院内を内部環境として分析して
きましたが，本来は看護部内を内部環境，看護部以外の他部署と病院外を外部ととら
えたほうがよいのでしょうか？　同様に，各部署のSWOTは自部署内を内部環境，自部
署以外を外部環境としてとらえるとよいのでしょうか？

key word

SWOT分析，内部環境と外部環境

　理論的には，看護部の**SWOT分析**（→p.12）では，院内の他の部門，たとえば，診療部
や薬剤部，検査部などは外部環境になる。つまり，看護部で行うのであれば，看護部を内
部環境，それ以外を外部環境とするのが，標準的な考え方といえる。

　BSCの指導で，SWOT分析を多数行ってきた経験からいえば，SWOT分析で最優先させ
ることは，「過去と現状を認識すること」であるため，厳密にSWOTの4つに当てはめる
ことを最優先しなくてもよいと考える。SWOT分析は，「ビジョンを実現する際に病院が
直面する問題の主なリストを作ること」と考えることが重要となる。

　病院の組織力のレベルは様々である。それに従えば，組織の文化的背景との兼ね合いも
必要である。たとえば，看護部外を外部環境ととらえることであげられた事項が，看護部
内の認識として「私たちには関係ない」となる可能性があれば，院内を内部環境，院外を
外部環境ととらえてもよい。このように，看護師の意識を考慮することも現実には必要と
なる。

　クロス分析（→p.19）の際に「強みで弱みを補強する」という発想ができるのであれば，
そこまで厳密にSWOTに割り振る必要もない。SWOT分析の目的を再度考えると，ビジョ
ンを達成するうえで，この事象は強みか，弱みか，脅威なのか，機会なのかを明らかにす
ることを目的としているので，それを忘れないように行う。

ワークショップでの質問②
戦略マップと各部署の戦略目標
について教えてください

【質問】

　看護部の戦略マップは，各病棟・外来共通で1つ作成しています。そのため，戦略目標も全ての部署で共通となっています。この場合，それぞれの病棟・外来の目標や特徴はスコアカードの重要成功要因以下に盛り込むことに問題はないでしょうか？また，この場合，各病棟・外来の部署目標にあたるものは重要成功要因で表現されるという考え方になるでしょうか？

key word

戦略マップ，戦略目標，スコアカード，重要成功要因

　各病棟・外来の戦略マップは，看護部のものと共通として問題はない。したがって，戦略目標は看護部と同じで，スコアカードの重要成功要因以下で特徴を盛り込めばよい。

　注意すべき点としては，各部署において，重要成功要因以下の「横の目的手段関係」が成立することである。「部署目標にあたるものは，重要成功要因以下で表現されるのか」については，運用上の問題なので，良いか悪いかではなく，看護部長にとってどのような表現をすることが，部下に示しやすいかと考えてみるとよいだろう。

　補足として，看護部で戦略マップを共有し重要成功要因で特色を出すことが可能である理由は，部門という組織単位のなかでは，担う業務が大体特定されており，また構成する職種が限定され，縦割りの組織階層が形成されているからと考える。看護部であれば，看護という業務で，看護師，准看護師，看護助手という職種が特定され，そのなかで「看護師→准看護師→看護助手」という階層が形成されている。臨床検査部や放射線部や事務部門は，単一職種で階層が形成されているので，看護部とは異なる意識があるのではないかと考える。

ワークショップでの質問③
病院の戦略マップから看護部門への
カスケードについて教えてください

【質問】

　病院のBSCを看護部門にカスケードする際に，看護部の戦略マップは病院の戦略マップと同じで，看護部の特色を出すのは重要成功要因ということになりますか？　それとも病院の戦略マップを読み替えて，看護部独自の戦略マップを作成するほうが現実的でしょうか？

key word

病院のBSC，部署のBSC，部門のBSC，カスケード

　病院組織全体の規模や診療科の数によっても異なってくると考える。

　たとえば，小規模の病院であれば，病院の戦略マップを受けて（読み替えて），各課が戦略マップから作成するのは現実的ではない。一方，500床規模の急性期病院で全体のマップを共有したうえで，重要成功要因で特色を出すということも違和感がある。ある程度の

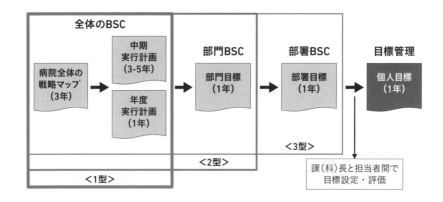

図3-34　カスケードのできる範囲（何層まで展開できるか）

(注)＜1型＞＜2型＞＜3型＞については，図2-4（カスケードのタイプ）を参照
(出所)髙橋淑郎作成

病院規模であれば，病院の戦略マップを受けて各部門独自の戦略マップを作成すべきだろう。

　基本的に，病院全体のBSCは，中・長期的な経営戦略を示し，ビジョンに向かって優先度の高いと思われる事項が示され，限られた経営資源の中で選択と集中を考えながら作成される。これは，院内で様々な役割をもつ各々の部署すべてをフォローするような網羅性とは対極にあるといえる。つまり，病院全体のBSCは特定部署のみを対象とし作成されていない。

　そのため，院長の年頭所感や各会議での発言をしっかりとらえ，病院のビジョン，看護部のビジョンとし，それらを総合して看護部の戦略マップ，病棟の戦略マップを作成してもよいと考える。

　一般的に大規模病院では，図3-34のように，部署（病棟など）まで戦略マップとスコアカードを作成する。なお，この図の1型，2型……という区分は，病院のどこの階層までBSCをカスケード（下方展開）しているかを示している。したがって，大規模病院では，部門から部署へとカスケードできることがわかる。

　したがって，院長の考えと病院のビジョンを照らし合わせ，看護部であれば，病院の戦略テーマは看護部で十分に受けられる。同時に，重要な戦略目標も受けられる。一方で，病棟までになると（図3-34），戦略目標を受けること，あるいは，その読み替え，または重要成功要因を受けることが難しくなる。下層になればなるほど，表記された戦略テーマや戦略結果のスケール感が実感を伴わない壮大なものになる。病院全体のBSC（戦略目標）のすべてが，看護部やその他の部署でも合致する，考えやすい，対応しやすい，ということは考えられないので，病院の戦略マップを無理に共有しようとすると，どこかで無理や矛盾，ノルマをこなすという感覚が生じる可能性がある。

　また，病院全体の戦略マップがない場合は，看護部の戦略マップ，病棟や外来の戦略マップまでは作成した方が自然と考える。

　看護部の看護理念（ミッション，ビジョン）は，病院の理念と相反することや，まったく無関係であることはない。以前は時折，そのようなものをみたが，現在は公益財団法人 日本医療機能評価機構の評価があるため，実際は絵に描いた餅であっても，病院の理念を読み替え，独自性のある理念を作成している。BSCも同様に，看護部のBSCを読み解きながら病棟のBSCを作成したほうが，看護師が納得し，実効性や実現する可能性が高くなる。

Q.43

ワークショップでの質問④
因果連鎖について
実務的に教えてください

【質問】
　戦略目標,重要成功要因は「縦の因果連鎖」を強く意識して作成していますが,同じく遅行指標(成果指標)も,因果連鎖を意識しながら作成するという考え方になりますか? アクション・プランまでは「縦の因果連鎖」は意識しておらず,「横の目的手段関係」を意識して作成していますが,そのような考え方で大丈夫でしょうか?

key word　縦の因果連鎖,戦略マップ,横の目的手段関係,スコアカード

　アクション・プランにまで因果連鎖があると,戦略目標が強力に進んでいくと考えることはできるが,現実的ではない。

　因果連鎖を明確に示すことは,戦略マップの中心的構造となる。ただし,スコアカード上では,戦略目標の「縦の因果連鎖」を左端に書くが,これはスコアカードのなかで,戦略マップの「縦の因果連鎖」を示す最後の記述であることを忘れてはいけない。つまり,家屋でいえば家を建てている最中は,柱の構造を見ることができるが,家が出来上がった段階では,柱は見えなくなる。それと同様に,「縦の因果連鎖」は頭の隅に入れておくということが重要である。

　重要成功要因は,該当する戦略目標の達成に関連して,最も重要であろうと考えられる要因を洗い出す重要なプロセスである。個々での洗い出しが,その後のスコアカードの優劣を決めることになる。

　仮にスコアカード上でも因果連鎖を優先すると,たとえば,「学習と成長の視点」における戦略目標に対して最も影響力の高いと考えられる重要成功要因が,「業務プロセスの視点」における戦略目標に対する重要成功要因と因果関係をもたないため,最も影響力の高い(選択したい)と考えられる重要成功要因を用いることができないということが起きる可能性もある。そうなると,重要成功要因が意味をもたなくなる。

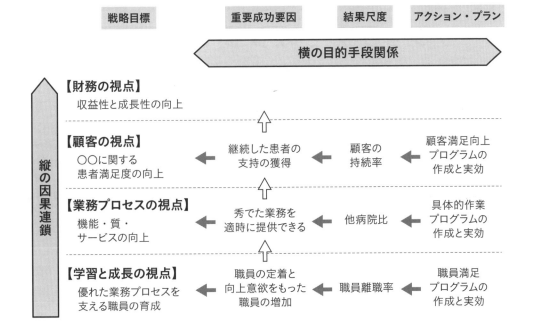

[図3-35　BSCにおける「縦の因果連鎖」と「横の目的手段関係」]

(出所)清水孝(2005)日本医療バランスト・スコアカード研究学会BSC基礎講座資料をもとに髙橋淑郎が修正.

　したがって，スコアカードでは，「横の目的手段関係」を重視しながら，斜め目線で，「縦の因果連鎖」を意識して考えるとよい（図3-35）。

　同じ重要成功要因でも，成果尺度の設定によってアクション・プランは違ってくる。たとえば，重要成功要因を「専門性を高める」とした場合，成果指標を①勉強会の開催数，②専門看護師数と設定したとする。①の場合は，専門性が高まったかどうかがよくわからないが，②は資格取得により把握できるため，②のほうがより戦略目標の達成につながる。このように，成果尺度の内容をどのレベルにするのかも重要になる。

　スコアカード上で重要成功要因の右にある，成果尺度（遅行指標），目標値，アクション・プランでは，横の目的手段関係と縦の因果連鎖を意識しなければならない。

Q.44

ワークショップでの質問⑤
BSCで個人目標へのカスケードは
できるか教えてください

【質問】

　当院の個人目標は，各病棟・外来など，自分の所属する部署のBSCを念頭におきつつ，組織や自身の役割，能力開発目標などを「個人目標シート」を使って立案しています。BSCでは，個人目標をどのように関連づければよいのでしょうか?

BSC≠目標管理（表3-2参照→p.158・159）

　「全病院→看護部→病棟→個人」というように，BSCを個人の目標管理にまで連鎖して展開することを望むケースが多くみられる。その場合，BSCが導入されたとしても，看護部だけでなく，人事部門との協働がないと個人の目標管理まできちんと落とすことはできない。

　キャプランとノートンは，どの組織単位でBSCを導入できるかについて，「独自の戦略をもち，独自の顧客とプロセスでその戦略を実行できる組織単位でなければならない」（Kaplan, R.S. and Norton, D.P., 1996, pp.34-35）としている。

　キャプランとノートンは戦略的に動ける事業単位に注目している。これに関しては，各部門・部署のスコアカードの共通の枠組みとなる全病院のBSCがある一方で，下位の組織は，その事業単位のBSCのビジョンと戦略に沿ったBSCを発展させることができる。したがって，カスケードされた看護部・病棟（外来）の機能を中心としたBSCは，常に上位にあるBSCから導出されなければならない。

　ここで注意することは，病院組織の場合，組織の規模や機能から判断して2層以上のカスケードでは無理が生じやすいということである。現場では，病院全体のBSCを理解したうえで，目標管理や方針管理を使用したほうが現実的である。

　各人がそれぞれ自分のBSCを構築することができれば，個人目標と部門・部署や病院組織の目標との整合性をとることができると考えることは必然といえる。個人レベルのBSC

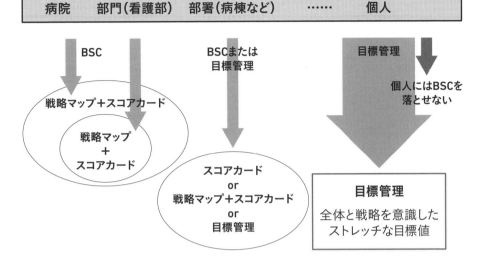

[　図3-36　BSCのカスケードと目標管理の関係　]

（出所）髙橋淑郎作成

は，各人の能力開発の目標と業績管理とを連動させるスコアカードの成果指標と，その結果へと統合することも可能と考えられる。

　しかし，ここで間違ってはいけないのは，BSCがBSCとして機能できる組織を考えると，理論上では個人にまで落とせるが，戦略的で組織的なBSCではなくなる。したがって，BSCは，「病院→看護部→病棟・外来」までとし，それ以下の階層は，看護部や病院のBSCの方向性をみるうえで目標管理を使用するが，目標管理はBSCではないと明確に区分し，目標管理としてツールとして，BSCのフレーム内で活用したほうが現実的と判断する（図3-36）。

第 **4** 章

BSCを
もっと深く
理解するために

BSCをやさしく説明するには？

key word　包括的業績評価のツール，戦略マネジメント・システムのツール，組織変革のツール，4つの視点，総合的な管理ツール

　BSCは，ハーバード・ビジネス・スクール教授のキャプランと経営コンサルタントのノートンが，1992年に*Harvard Business Review*に論文（Kaplan, R.S. and Norton, D.P., 1992）を発表したことから始まる。その後，彼らは同誌上に2本の論文（Kaplan, R.S. and Norton, D.P., 1993, 1996a）を発表した。これらの論文は，現実の企業経営での具体性に乏しいと，様々な場面で批判を受けた。そこで彼らは，それらの批判にこたえることも含めて，これまでの研究をまとめた書籍（Kaplan, R.S. and Norton, D.P., 1996b）で事例をあげて説明し，その結果，現実的ではない，あるいは不明確なことが多いなどの点が改良され，より具体的でわかりやすいBSCへと進歩し評価されるようになった。このような経緯で，BSCは世の中に受け入れられるようになった。

　その後，2001年に2冊目の書籍が発表され，世界的にBSCは企業，自治体，病院，学校，福祉施設などで活用されるようになった。BSCで成果を上げた企業や病院をみると，当時，40程度の有名な企業や病院が並んでいる。

　ヘルスケアの領域ではデューク小児病院，SMDC Health System（St. Mary's/Duluth Clinic Health System）（ウィスコンシン州やミシガン州を中心に活動している病院グループ），カナダの血液事業をつかさどるCanadian Blood Service，トロント大学の教育病院が4つ集まり，グループ経営しているUHN（University Health Network）などもある。企業等では，ウエンディーズ（Wendy's），UPS（United Parcel Service），ヒルトン・ホテルズ（Hilton Hotels），ボルボ・フィナンシャル・サービス（Volvo Financial Services），BMW，シーメンス（Siemens），AT＆T Canada，デュポン（DuPont），カリフォルニア大学サンディエゴ校（University of California, San Diego）などで導入されている。

　BSCは，その理論的な進歩により包括的，多角的な業績評価だけでなく，戦略を策定・実行・評価する「戦略経営実践の枠組み」ととらえることが妥当な状況になってきた。現

在では，BSCによって組織の人々を変え，組織風土を変えるツールと考えられている。重要な点は，コミュニケーションの向上が組織で起きることが確認されている点である。

BSCは，発表された書籍の内容の変化から，3つの発展段階を経てきたと考えられる。

第1世代では，BSCはビジョンを達成するために，オリジナルの4つの視点（財務の視点，顧客の視点，業務プロセスの視点，学習と成長の視点）をまとめた，経営者のための統合的管理ツールの形をとっているので，企業（組織）の現在と近い将来の業績を最も適切に測定することができると考えらえた。

BSCを実践でどのように発展させることができるかについて，キャプランとノートンは1996年以前の論文ではほとんど言及しなかった。これについて回答したのが，最初の書籍（Kaplan, R.S. and Norton, D.P., 1996b）であった。この「第1世代」のBSCは，現在でも現場で開発され続け，業績測定と包括的な業績評価という基本的な形であるが，病院などで実践・導入されているものの大半を占めている。

キャプランとノートン以外が著したBSCの書籍や論文は，第2世代に入ってからである。第2世代ではニヴン（Niven, P.R., 2002）が，第3世代では，スミス（Smith, R.F., 2007）が実践的な書籍を出版した。

第2世代の最も著しい変化は「**戦略目標**（→p.12）」（Kaplan, R.S. and Norton, D.P., 1993）という概念の導入と，**因果連鎖**（→p.26）という考え方の発展だった。

1992年の最初のモデルで各視点間の因果連鎖はすでに示されていたが，その詳細は記述されていなかった。それは各視点を並列することに重点がおかれ，その相互関係は，少なくとも現在のように重視されてはいなかったからである。最初のモデルは，異なる視点間の因果連鎖を明らかにするよりも，測定そのものを重視したものであり，各視点につながりがあることを示唆していたが，そこに焦点を当てることはなく，このためBSCを作成するうえで問題が生じることとなった（Brewer, P., 2002）。こうして起こった進化は，1996年にキャプランとノートンによって改善された包括的業績評価システムから戦略実行の管理システムへの移行（Kaplan, R.S. and Norton, D.P., 1996b）としてとらえられた。すなわち，BSCを「戦略経営実践の枠組み」として位置づけたのである（髙橋淑郎，2021）。

こうした変化は，多くの成果をもたらすこととなった。包括的業績評価では経営戦略の目標をできる限り多く反映する必要があるため，BSCの策定プロセスの不透明さに対する批判が高まった。そして，1990年代半ば以降のBSCに関する論文によって，戦略目標間の関連性や各視点間の因果連鎖が説明され始めた。現在では，各戦略目標間の因果連鎖の表示は，BSC策定時のメカニズムにおける中心と考えられている（Kaplan, R.S. and Norton, D.P., 2001a）。それができたのは，BSCを経営者向けの単なる多元的で包括的業績評価ツー

ルというよりも，総合的管理ツールにしたことによると考えられる。この改善された構造は，ハーバード・ビジネス・スクールを中心とした経営や会計などの分野で様々な手法が加味され変化してきた。

　BSCの第3世代では，第2世代の戦略目標間の因果連鎖がさらに明確となった（Kaplan, R.S. and Norton, D.P., 2008）。その目的は，機能を改善し，因果連鎖の妥当性を向上させることだった。具体的には，アイデアの明確化，原因と結果の関係をより正確に特定すること，組織構成員である病院職員がわかりやすいような指標に翻訳された戦略目標の共有となった。このようにBSCは，戦略を策定・実行・評価することで病院のビジョンを達成するための「戦略経営実践の枠組み」である。

BSCはなぜ登場したか① 時代的背景は?

key word

業績評価, 財務偏重からの脱却, 財務と非財務のバランス,
無形資産の重視, 4つの視点の因果連鎖

キャプランとノートンは, 社会の変化として, これまでのように固定資産中心の企業評価ではなく, ノウハウや技術などの無形資産を機能させることが重要になってきたと指摘したが, これは海外では1930年代から, 日本でも1960年代から指摘されているので, 決して新しい指摘ではない。しかしながら, 実際にそれを解決するツールとその実行を示したことに新規性がある。

キャプランとノートンは, 無形資産が競争に打ち勝つために必要な時代において, 過去の財務データのみに従った経営では不十分で, 財務と同時に, 財務の結果を導く**パフォーマンス・ドライバー**（成果を導く前段階の行為あるいは指標）（→p.95）という視点の重要性を指摘した。すなわち, 「顧客の視点」「業務プロセスの視点」「学習と成長の視点」において設定された尺度（指標）で, 業績評価を行うということを示した。そこでは, 以下の点を主張した（Kaplan, R.S. and Norton, D.P., 1996b, p.10）。

---

①ビジョンと戦略を明確化し, わかりやすい言葉に置き換える
②戦略目標と尺度を職員に周知して両者を結びつける
③計画, 目標値の設定, アクション・プランを首尾一貫させる
④戦略のフィードバックと学習を強化する

この①〜④まででわかるように, これまでのような財務に偏重したマネジメントにおいて, 戦略が策定されても, それをうまく実行できなかったことの原因が明らかになった。ただし, 当初は, 戦略は所与のもので, BSCは策定された戦略を実行するためのものとして誕生した。しかしながら, 現在では, 少なくともわが国の病院では, BSCで戦略を策定し, 実行し, 評価していくものに変化してきている。

BSCはなぜ登場したか②　研究の背景は?

key word　コーポレート・スコアカード, アイデアとしてのBSC,
シュナイダーマンのFirst BSC

　BSCは, キャプランとノートンの最初の書籍において, 1990年から始めた研究会の初期に, コーポレート・スコアカードをケースにして検討していると記述されたことから始まった。その書籍には, アナログ・デバイセズ (Analog Devices ; 半導体デバイスを製造する企業) が, コーポレート・スコアカードという新たに構築した業績評価システムをどのように利用しているかについて記述されており, 伝統的な財務的業績評価指標に加えて, 顧客に対する納期, 品質, 工程のサイクルタイム, 新製品開発の効果などに関する業績評価指標が記されている (Kaplan, R.S. and Norton, D.P., 1996b, p. vii)。

　この結果として, 参加者が共通してスコアカードの有効性を確認したと考えられる。そこから初期の4つの視点, ①財務の視点, ②顧客の視点, ③業務プロセスの視点, ④イノベーションと学習の視点から構成されるBSCが作成されたといえる (Kaplan, R.S. and Norton, D.P., 1996b, p. viii)。

　このことを裏づけるように, アナログ・デバイセズでコーポレート・スコアカードの元推進担当であり, 品質と生産性改善担当の元副社長であったシュナイダーマンは, 自分こそがBSCを開発した源流であるとし, 「自分のBSCこそFirst BSCである」と主張している (Schneiderman, A.M., 1999)。さらに, シュナイダーマンは, BSCだけでなく, 「シャンクやヘンドリクソンなどの発想は, われわれへのインタビューから始まっていると信じている」(Schneiderman, A.M., 2001, p.16) と語り, BSCの原型がコーポレート・スコアカードであると主張している。

　これに対し櫻井は, シュナイダーマンのコーポレート・スコアカードを, 3つの点でBSCと異なると次のように批判している (櫻井通晴, 2003a, pp.375-376 ; 2003b, pp.11-12)。
　①BSCでは, 財務, 顧客, 業務プロセス, 学習と成長という4つの視点が用意され, こ

れらの4つの視点の背後には，ステークホルダー（利害を取引する関係者）が暗示され，最終的に株主を重視したバランスが重視されている。一方，コーポレート・スコアカードでは，若干視点の要素はみられるが，プロセス改善に焦点が当てられていることが異なる。

②BSCは常に4つの視点間の因果連鎖や**先行指標**（→p.96）と**遅行指標**（→p.95）（事後指標・成果指標）との間の因果連鎖を考えているが，コーポレート・スコアカードでは，明示的な因果連鎖は示されていない。

③BSCは戦略の策定と実行に責任をもつと論じているが，コーポレート・スコアカードでは，プロセス改善のアプローチしかみられない。

したがって，シュナイダーマンのFirst BSCは，プロセスの改善を目的としたものでしかないと批判している（櫻井通晴，2003，p.376）。

以上のように，コーポレート・スコアカードに関しては，BSCの内容としては不完全であり，戦略的思考が不足し，考え方も異なることが示された。しかしながら，ここで注意が必要となる。それは，1992年当時のBSCは，戦略を意識していなかったという点である。確かに，1996年，2000年の書籍については，櫻井などの指摘は納得できるものであるが，本稿は，「その発想の原点を作ったのは何か」を探ることを目的としている。したがって，BSCが誕生したアイデアに関して，キャプランの「思い」や「心の変化」を含めた総合的アプローチが必要と考える（髙橋淑郎，2019）。

キャプランとノートンの論文や書籍では，アナログ・デバイセズの事例検討はほとんどなされていない（Kaplan, R.S. and Norton, D.P., 1993, pp.140-141; 1996b, pp.137-139）。したがって，シュナイダーマンのアイデアをキャプランとノートンがまねて，それを一般化して，誰でも理解できるように変えていったのではないかとも考えられる。

2004年に出版された書籍（Kaplan, R.S. and Norton, D.P., 2004）で，キャプランとノートンは，アナログ・デバイセズの事例を失敗事例と記述している。たとえば，「顧客の視点」での尺度が顧客価値の提案になっていないなどである（Kaplan, R.S. and Norton, D.P., 2004, pp.92-93）。つまり，BSCを進化，深化させてきた結果として，後づけではあるが，シュナイダーマンのFirst BSCとは無関係としている。しかし，内容ではなく，研究者としての「アイデアの原点」という話とは異なる。

こうした経緯はあるが，BSCは多くの産業で受け入れられ，「戦略経営実践の枠組み」として広く各分野に浸透してきている。さらにBSCは20世紀における最も重要な「マネジメント・イノベーションの一つ」とする評価（Steele,J., 2001）によって，心情が変わって

きたのでないかと推測できる。なぜなら，キャプランとノートン（Kaplan, R.S. and Norton, D.P., 1993）が，アナログ・デバイセズはBSCの原型を構築した企業であるとして高く評価していることから考えると，2004年に著書のなかで批判した意味は，BSCの基本アイデアではなく，内容を否定して，それがひいては基本アイデアも否定することになったからではないかと推測できる。

初期のBSCのみを考えれば，そこにはまだ戦略的思考は存在せず，総合的，包括的な業績管理としてのBSCである。それは，成功のストーリーとしての戦略マップが，最初の論文（Kaplan, R.S. and Norton, D.P., 1992）にはないことからもわかる。

以上から，シュナイダーマンのコーポレート・スコアカードは，少なくともBSCの基本のアイデアを提供していると結論できる。

その他に，BSCよりもはるか以前の1932年頃から，フランスではtableau de bord（「ダッシュボード」を意味する）という経営手法が利用されていた（Bourguignon, A., Malleret V. and Nørreklit, H., 2004, p.116）。この枠組みは，非財務の情報と財務の情報を結合した階層ごとの業績評価システムであるといえる。キャプランとノートンの最初の書籍（Kaplan, R.S. and Norton, D.P., 1996b）にも，フランスで多くの企業が20年も前から，組織の成功のための鍵となる指標（tableau de bord）を開発し利用していることが記述されている。これが鍵となり，物理的に価値のあるものとして測定することができる成功要因を特定し，従業員がマネジメントできるようにしている。

ここでのポイントは，tableau de bordでの財務や非財務の成果尺度がBSCと比較して，足りているか，あるいはBSCに代われるのかである（Kaplan, R.S. and Norton, D.P., 1996b, p.29）。また，キャプランとノートンは1996年の書籍で，1994年のルバス（Lebas, M., 1994）によるフランスの管理会計の変遷や特徴を議論した論文を，引用文献ではなく参考文献として示している。すなわち，BSCの誕生ではなく，BSCの業績評価システムから**戦略マネジメント・システム**（→p.95）への移行期に，比較しながら記述していることからも，tableau de bordをその頃に知ったということにはならない。ハーバード・ビジネス・スクールの教授が，研究中に，あるいは業績発表前に論文の類似の検索などをしていなかった，またはフランス語だから読まなかったということも考えにくい。

キャプランとノートンはBSCとtableau de bordの違いを，その機能あるいは，4つの視点での非財務の関係に求めている。そして，BSCは，複数の成功要因間の複雑な因果連鎖を組み込んでいるフライト・シュミレーターのようなものと表現している（Kaplan, R.S. and Norton, D.P., 1996b, p.30）。つまり，キャプランとノートンが，tableau de bordは，非財務，

財務の指標を組み込んだだけの「ダッシュボード」としての機能しかないという理解のうえで，BSCとの違いを出そうとしていることがわかる。キャプランとノートンが，最初の書籍を現すときに，tableau de bordを研究し，BSCの起源に影響を与えた可能性が高いと考えることが妥当であるだろう。

BSCは経営戦略論なのか？

key word

経営戦略，ポーターの事業戦略論（競争戦略論），
バーニーの資源ベースの経営戦略論，ミンツバーグの創発戦略論，
管理会計から経営戦略論へ

　BSCにおける経営戦略の考え方は，ポーターの事業戦略論（競争戦略論）に依拠している（Kaplan, R.S. and Norton, D.P., 1996b, p.75; 2001a, p.75, 89）が，キャプランとノートンの一連の論文で経営戦略論に焦点を当てて精査していくと，BSC発展の経緯のなかで，基本は事業戦略というスタンスを維持しながら，実際はミンツバーグの**創発戦略論**[*1]やバーニーの資源ベースの戦略論をも取り入れていることがわかる。

　キャプランとノートンは，1993年の論文（Kaplan, R.S. and Norton, D.P., 1993）で，戦略に焦点を当てる必要性を示している。その後，1996年の書籍で，全社（病院）的変革プログラムとして組織全体としての全社（病院）の成長戦略らしき（読み替えられる）ものを示してから，ビジネス・ユニット（病院では部門，部署など）のBSCという表現で戦略を考えるように促している。すなわち，全社（病院）戦略は，病院の各事業より高いレベルで持続的な競争上の優位性を確立するために行うべき方針の決定を意味する。ポイントは，病院がどの事業領域で他の病院と戦い，どのような病院の事業の組み合わせを持ち，それらの事業の間でどのように資源を配分するかを選定することといえる（Kaplan, R.S. and Norton, D.P., 1996b, pp.276-277）。

　その記述で，ビジョンと戦略を明確にし，全社（病院）的な戦略をコミュニケーションを促し，戦略事業単位（strategic business unit, SBU）を横断する戦略的プログラムに着手し，全社（病院）的戦略にいかに矛盾しない形で，各SBUに戦略を立案させるかという手順を示している。したがって，全社（病院）的戦略は，彼らにとって，所与のものであり，事業戦略とそれを実行するSBUこそがBSCでいう戦略とその範囲であると解釈できる。

　さらに，BSCの戦略目標と成果尺度（指標）は，SBUのミッションや戦略に基づく**トップダウン**[*2]で構築したものであり，BSCは，SBUのミッションや戦略を，具体的な戦略

目標や成果指標に書き換えることができる（Kaplan, R.S. and Norton, D.P., 1996b, pp.8-10）。SBUを基本としているので，事業戦略が中心であり，全社的戦略は，あまり考慮されていないと考えることが妥当だろう。

　一方で，2008年の書籍では，全社（病院）的戦略について詳しく示されている。しかしながら，キャプランとノートンの基本的な戦略論としての拠り所は変化していないので，本書では，基本的にはBSCでの戦略は事業戦略を含んだ戦略としてとらえる。

　さて，戦略に関しては，戦略の作成と実行は区分されてきた。それは，ハーバード・ビジネススクールの戦略作成が，分析至上主義になってしまい，ミンツバーグ（Mintzberg, H., 2004, 邦訳2006, p.12）が指摘するように，本来，マネジメントがもつべき，アート（直観），クラフト（経験，匠の技），サイエンス（分析）という要素がアンバランスであったことが原因であるだろう。すなわち，いわゆる分析家が戦略を作るのではなく，現場での経験や直観も含めたうえで分析することが，戦略を担当する管理職には求められるということである。

　ポーターの考えでは，経験と直観が軽んじられてきたため，分析して戦略を作成しても，**ポジショニング・アプローチ**[*3]が実行できないことにつながる。戦略は，遂行する現場職員が納得しなければ成功しない。これまでは現場職員（企業の従業員や病院の職員など）に戦略が正しく伝達されない，あるいは，戦略が伝達途中で消失してしまったという事実を踏まえて，戦略が伝達され，理解され，共感されなければ成功しないということをキャプランとノートンは肌で感じ，それを実行できる枠組みとして，バーニーの**資源ベースの経営戦略論**[*4]やミンツバーグの創発戦略論などを巧みに組み込み，BSCを経営戦略論として修正していったと考えることができる。

　資源ベースの経営戦略論は，1984年にワーナーフェルト（Wernerfelt, B., 1984）によって提唱された概念で，1991年のバーニー（Barney, J.B., 1991）の研究から注目されるようになった。バーニーは，企業が競争企業との競争に打ち勝つための「**競争優位**」[*5]の獲得において重要なのは，製品やサービスのポジショニング（位置づけ）ではなく，企業のもつ経営資源を重視し，優れた人材や，他社がすぐにはまねできない技術といった自社の強みを生かすことであり，競争優位の源泉を企業独自の経営資源によるものととらえた。

　企業を例にすると，連鎖する事業活動である**バリューチェーン（価値連鎖）**[*6]，すなわち，「原材料の獲得→中間製品の製造→最終製品の製造→流通と販売→販売後のサービス」などの各ステージでは，その企業の財務資本・物的資本・人的資本・組織資本が関連している。この考え方は，BSCの「学習と成長の視点」と類似性がある。複数の企業が同じ製品のバリューチェーンをもっていたとしても，企業によってそのバリューチェーンの，ど

の段階に集中して活動するかは異なる。企業がどの部分に特化しているかを理解することで，その企業の経営資源を特定するのに役立つものである。バリューチェーン分析による経営資源やケイパビリティ*7（組織全体として持つ能力）を特定するものといえる。

　また，ミンツバーグは，経営戦略には2つの意味があることを示した。それは「意図された戦略」と「実現された戦略」であり，「実現された戦略」は，「意図された戦略」と自然発生的に生まれた戦略とが合成されたものと指摘している。同様に，ミンツバーグが指摘するような"emergent（創発的）"戦略（Mintzberg, H., Ahlstrand, B. and Lampel, J., 2009，邦訳2013, pp.12-13）といわれる側面があることを，われわれは経験的に知っている。すなわち，人間には，進化の過程で予想できない形質の出現があるので，戦略の2つの意味をコントロールすることには馴染まないかもしれないが，BSCを使用することで，創発性を意識したコントロールができる可能性があると考える。

　一般に経営戦略は，個々の病院のおかれている内的・外的環境によって，個別に（オーダーメイドで）形成されるため多種多様である。病院がBSCで策定する戦略も多種多様である。同時に，BSCは多種多様な戦略を実行していくことができるツールである。仮に，初期のBSCのように，戦略が所与のものであっても対応できる自由度をもっている。

　先述したように，BSCはポーターの事業戦略論に依拠しているが，同時に，BSCは，資源ベースの経営戦略論や創発戦略も取り込んでいる。つまり資源ベースの戦略論に従えば，組織のもつケイパビリティを「学習と成長の視点」で考えてマネジメントすることが可能となる。なぜなら，ケイパビリティを無形資産として管理することになるからである。BSCの因果連鎖に注目すれば，「学習と成長の視点」の戦略目標の達成が，「業務プロセスの視点」の戦略目標の達成を促し「業務プロセスの戦略目標」が実現するのであり，この「学習と成長の視点」の無形資産をいかにマネジメントするかを考えることが，資源ベースの経営戦略論のケイパビリティを考えることになる。

　以上のように，BSCはポーターの事業戦略論（競争戦略論）を戦略論の拠り所としているが，実際の組織のマネジメントには，バーニーの資源ベースの経営戦略論やミンツバーグの創発戦略論，学習する組織などの経営戦略論の考え方を取り込んでいる。すなわち，BSCは経営戦略論では，理論の研究からではなく，実務から生まれてきた全方位型戦略論といえる。

---

*1　創発戦略（emergent strategy）：創発戦略とは，本来，意図した戦略を実行している途中で起きた問題や出来事に対処するなかで，後発的に形成される戦略をいう。ミンツバーグ（Mintzberg, H.）の戦略のとらえ方である。それは，戦略を一連の意思決定や行為のパターンとしてとらえるものであり，事前に意図したわけで

はない行為や意思決定もあると主張している。これを「創発戦略」と呼ぶ。戦略論でいえば，分析型戦略論への批判（マイケル・ポーターの戦略論への批判）から，プロセス型戦略論が重視されるようになった。

　プロセス型戦略論の特徴は，①経営戦略は環境との相互作用のなかで生み出される，②経営戦略は組織内部の組織プロセスから生み出される，ととらえることである。すなわち経営戦略は，トップ・マネジメント（経営者層）のみではなく，社員あるいはメンバー全員が生み出すととらえる。③戦略の「策定」と「実行」というように，2段階に分かれるのではなく，相互依存的なダイナミックなプロセスとして連続的にとらえるということが言える。ホンダのバイクの北米の事例が有名である。(Mintzberg, H., Ahlstrand, B. and Lampel, J.,1998, *Strategy Safari：a guided tour through the wilds of strategic management,* Prentice Hall.／齋藤嘉則監訳，1999，戦略サファリー戦略マネジメント・ガイドブック，東洋経済新報社)。

＊2　トップダウン方式（top-down approach）：トップダウンとは，病院のトップ・マネジメント（経営者層）が意思決定を下し，あるいは，それに基づいて下部組織が動く意思決定スタイルをいう。トップ・マネジメント（経営者層）の決定したことが，そのまま組織に伝えられるので，意思決定から行動までのスピードが早いという特徴がある。

　一方，ボトムアップとは，病院のロワー（現場管理者層）職員の提案を上層部が吸い上げることで意思決定をするスタイルを指す。現場で実際に動く職員の現状や意見を反映できるので，現場感覚のある意思決定ができるという特徴がある。

＊3　ポジショニング・アプローチ（positioning approach）：自院の外に注目し，競争する場を定め，そこでの成功要因を見いだす考え方である。つまり病院の生き残りをかけた戦略を策定する際に，病院外の要因，すなわち，競争病院や産業構造などの病院を取り巻く要因に焦点を当てて，当該病院の優位性を築く戦略を検討するものである。同じ業界でも，ポジショニングの取り方次第で業績は変わることが示されている。ポジショニング・アプローチの代表例が，マイケル・ポーターである。

＊4　資源ベースの経営戦略論（resource-based views, RBV）：資源アプローチとは，自院の内に注目し，経営資源の差による成功要因を突き詰める考え方である。これは，「病院は医療サービスの生産資源の集合体であり，個々の病院ごとに経営資源（ヒト・モノ・カネ・情報および組織風土など）が異なるという考え方」と，「経営資源には，他院の優れたサービス提供プロセスを真似するコストが非常に大きく，真似できないあるいは真似しづらいことに注目する考え方」である。資源アプローチの代表例が，ジェイ B. バーニーである。

＊5　競争優位の「優位」とは，競争相手に対するコストの優位，あるいは差別化での優位である。競争優位は，顧客が，差別化によるその病院のサービスに大きな価値を見いだすことといえる。

＊6　バリューチェーン分析（value chain analysis）：バリューチェーン（value chain）は，ハーバード・ビジネス・スクール教授のマイケル・ポーターの著書『競争優位の戦略（Competitive Advantage）』のなかで最初に用いた概念。一般に，原材料が製品やサービスの形となって，最終的な消費者に届けられるまでにおいて，すべての活動が単一の企業によって行われることはない。したがって，原材料を調達してから商品やサービスが顧客に届くまでに企業が行う活動の関係性，すなわち連鎖（チェーン）を，モノの連鎖（サプライチェーン）だけではなく，価値の連鎖（バリューチェーン）としてとらえた。

　バリューチェーン分析とは，このバリューチェーンを活動ごとに分けて分析することである。したがって，個別の活動ごとに分析することで，どの工程で高い付加価値が生み出されているのか，またはどの工程に問題があるのかなどを明らかにすることができる。特に，各活動にかかるコストを把握し，コスト削減に役立てることができる。さらに，自社の内部環境において，強みと弱みを把握し，差別化戦略の策定と実行に役立てることができる。

＊7　ケイパビリティ（capability）：ケイパビリティとは，病院が組織全体としてもつ組織的な能力であり，その病院がほかの病院よりも長けている組織的な能力といえる。

BSCの拡張系 ①
Sustainability BSC（SBSC）とは？

key word

持続可能性，経済・環境・社会性，統合型管理システム

　SBSC（Sustainability Balanced Scorecard, SBSC）は，キャプランとノートンの論文に基づく概念である。SBSCの目的は，企業や病院の戦略の実行を成功させるために，**「持続可能性」**（→p.90）のコンセプトである3つの柱（次元）（以下，3つの次元），すなわち経済，環境，社会を統合することである。それによって，3つの次元すべてにおいて，組織の業績が改善される。

　SBSCは，従来のBSC同様，戦略実行のためのツールである。それゆえ，SBSCは，3つの次元すべてが，その戦略的重要度に応じて統合するBSCであると理解されている（「統合された持続可能性管理」といわれる）。

　SBSCの特徴は，戦略的に成功するための要因の特定とコントロールの際に，従来の経済面と並んで，環境・社会的側面の体系的な考慮にも役立つことである。その結果，病院の経済的目標・活動と，病院の環境・社会的側面の関係が明らかになり，経済的目標，環境的目標，社会的目標を同時に達成する可能性が見出される。これは，3つの次元すべてにおいて病院の業績を向上させ，病院が持続可能性に「強力に」貢献する道を開くことになる。統合された持続可能性管理は，異なる次元間で矛盾する領域を認識し，対立を和らげる道を探るためにも役立つ。

　最後に，SBSCは，効果的な環境・社会的管理の経済的メリットを可視化し，院内に伝えやすくする役割を果たす。これは，院内での持続可能性管理手法の定着と職員の受容を助けるだけでなく，これまで病院において環境・社会的活動が並列的に行われてきた事態を統合して実行することで，個別に行われてきた課題の克服にも貢献すると期待される。

　われわれの生活を考えてみると，環境や社会に関する問題の多くは非財務的な問題であり，長い年月にわたって組織に強い影響を及ぼす傾向があることから，持続可能性の問題に対処するためのツールとしてSBSCが適切とみなされることは理解できる。したがっ

て，SBSCは，BSCをさらに一歩進め，戦略的に重要な環境，社会，倫理的側面の目標を明示的に組み込んだものといえる。

　SBSCでは，キャプランとノートンが示した戦略上の中核的な戦略マップとスコアカードというBSCの基本構造に基づいて，それぞれの視点における有力な戦略目標，サステナビリティ指標（遅行指標または先行指標），アクション・プランが示される。また，BSCの4つの視点に，病院の非経済的なステークホルダー（住民，地方自治体，公的機関，非営利組織など）の要望を示す社会の指標を組み込んだり，新規に組み込む「社会の視点」によって拡大される。

　SBSCは，その構造において，経済，環境，社会といった持続可能性に関連する戦略目標と指標を「明示的に」認識している点がBSCと異なる。研究者が，SBSCを使用して従来の戦略的経営と企業の持続可能性の管理を統合できる可能性を強調している理由は2つある（Figge, F., Hahn, T., Schaltegger, S. and Wagner, M., 2002）。

　第1に，SBSC以外のアプローチでは，たとえば，環境の次元だけが焦点となるのに対し，SBSCを使用すれば，経済，環境，社会の問題を統合することで，経営陣が持続可能性の3つの次元すべてにわたって目標に取り組むことができる。

　第2に，SBSCは経済，環境，社会の3つの次元を1つの統合型管理システムに取り込んだものであるため，並行するシステム（たとえば，環境，社会，財務の各管理システム）が不要になる。

　このような考察に基づいて，研究者によって開発された拡張型スコアカードとしては，「サステナビリティ・バランスト・スコアカード」（Figge, F., et al., 2002; Hansen, E.G. and Schaltegger, S., 2012），「サステナビリティ・スコアカード」（**SIGMA***, 2003）として，「レスポンシブ・ビジネス・スコアカード」（van der Woerd, F., and van den Brink, T. W. M. 2004.; van Marrewijk, M. 2004）などがある。

　SBSCのような成果を管理するシステムの研究は，その設計，導入，使用，進化に注目して行われる場合がある（De Geuser,F., Mooraj,S. and Oyon,D., 2009; Searcy, C., 2012）。本稿では，SBSCの設計に注目し，戦略目標，視点，因果連鎖によって表されるヒエラルキー（階層組織）で構成されたSBSCの構造を分析する。SBSCの構造に関する研究者の議論は，少なくとも2つの問題が中心となっている。

　第1に，キャプランとノートンは，「業界の状況やビジネスユニットの戦略に応じて，新たに1つないし複数の視点が必要になる可能性がある」（Kaplan,R.S.,1996b, p.34）とし，この点について門戸を開放している。したがって，持続可能性の目標に対応する視点を新しく追加して使用すべきか，それとも，持続可能性の問題を既存の視点に組み込むべきかを

めぐり，異なる見解がある（Bieker, T., Gminder, C.U., Hahn, T. and Wagner, M., 2001; Figge, F., et al., 2002）。確かに，BSCに関する実証的研究によると，一部の企業では「環境」や「コミュニティ」などの視点が追加されていることがわかる。

　第2に，財務目標に通じる厳密な因果連鎖だけをヒエラルキーに含めるべきか，それとも，もっと緩やかな設計のほうが有利なのかが議論されている。

　ジャコブセン（Jakobsen, M., Mitchell, F. and Nørreklit, H., 2011）らによると，戦略的成果管理測定システムの構造については，キャプランとノートンによって1996年によって提唱された4つの視点を含む階層状のBSCの枠組みとしての「一般的な」成果管理システムと，病院の組織文化などを背景とした「病院固有の」成果管理システムの2つのレベルで分析することが可能である。

　要約すると，組織内の様々な部門や部署で使用され，戦略マップで可視化される持続可能性に関連する戦略目標を明示的に組み込んだ，戦略的成果管理測定ツールとしてSBSCを理解することができる。SBSCに関しては，拙著（『バランスト・スコアカードによる持続可能な病院経営』，中央経済社，2021年）を参照されたい。

＊1999年にイギリス貿易産業省の支援によって作られたSIGMA（Sustainabilty Integrated Guidelines for Management）から，2003年にSIGMAガイドラインとして「組織の持続可能な発展のための実践ガイドライン」（Putting Sustainable Development into Practice-A Guide for Organizations）が公表された。ここでは，トリプルボトムラインを前提に説明責任（accountability）を求めている。

BSCの拡張系②
Community BSC (CBSC) とは?

地域社会, 公衆衛生, Community BSC (CBSC)

公衆衛生を担う行政機関では, 戦略的に居住者とその他の利害を取引する関係者を参加させることや, 地域として単一の組織や部門を越えた協力体制などを必要とするため, それを評価することのできるBSCを活用することができる。

地域においてBSCを利用したそのような取り組みは, コミュニティー・バランスト・スコアカード (Community Balanced Scorecard, CBSC) とよばれる。つまり, CBSCは, 1つの組織や部門だけでは解決できない重要な課題を対象に設計されているといえる。

1 CBSC実施の成功を妨げる課題

公衆衛生を目的とするBSCの開発には, 特有の大きな課題がある。それゆえ, プロセスはさらに複雑化し, 柔軟性と創造性が要求される。

公衆衛生は, 特定の組織に一任しておけば済むものではなく, たとえば医療機関だけで全面的に責任を負うわけにはいかない。住民個人の保健状態は, 医療へのアクセス, 医療の品質, 社会的な決定要因, 行動, 環境に関連している (Size, T., Kindig, D. and MacKinney, C. 2006) Kindig,。

カナダのInstitute for Clinical Evaluative Sciences (ICES) は, こうした事実を踏まえて, 公衆衛生用のBSCを考案した。このBSCは「健康の決定要因と状態」「資源とサービス」「統合と即応性」「地域社会とのエンゲージメント」の4つの視点で構成されている (Weir, E., d'Entremont, N., Stalker, S., Kurji, K. and Robinson, V., 2009)。これらの視点は, 一般的な健康状態パフォーマンス (健康状態の改善成果) だけを重視するのではなく, 公衆衛生に関連する様々な構造やプロセスを視野に入れている点に注意することが重要である (Weir, E., et al., 2009)。公衆衛生に関するBSCを作成する際，「全体最適な」アプローチを採用することは，著しい進歩を実現し，パフォーマンスの評価を通じて明確な全体像を示すために必要である。

公衆衛生のためのBSC開発への総合的なアプローチには，様々な関係先の合意や協力が欠かせない。サイズら（Size, T., Kindig, D. and MacKinney, C., 2006）によると，地域社会が一体となって取り組む必要がある。そのため，別の機関，リーダーなどのステークホルダー（利害を取引する関係者），その他との共同作業を通じて全体戦略とBSCを考案する必要があり，従来型のBSCと比べて複雑性が増す（Epstein, P.D., Simone, A. and Wray, L.D., 2009）。1つの組織が独力で戦略を実施し，BSCを適切に運用するのは，往々にして難しい。たとえるなら，大部分のトップ・マネジメント（経営者層）は，何の問題もなく戦略を策定できるが，その戦略を職員すべてに理解させ，従わせようとすると問題にぶつかるのである。

プロセスがどのように作用するかにかかわらず，公衆衛生のための適切なBSCには，複数の事業体の存在が必要であり，その分，難易度が上がる。協力関係にあるグループ間で，必要な指標や，データの収集方法，財務的な複雑性，報告メカニズムなどについて，答えを見つけ出さなければならない。こうした事項は，どれも画期的な情報ではないが，公衆衛生を目的とするBSCの開発，戦略調整では，通常とは違った課題が浮き彫りになることは否定できない。

公衆衛生でのパフォーマンスの測定と目標に関連する課題を解決するため，CBSCが設計されるのであるが，CBSCは，複数の組織の戦略を，まとまりのある具体的で管理しやすいプランに一本化するうえで役立つものである。

CBSCは，公衆衛生の実施と評価のための有益なツールとなる。なぜなら，公衆衛生の分野における他の協力者との取り組みは，現在，さらに将来的な課題の解決に役立つ可能性があるからである。

ビッグデータ*が利用可能になり，公衆衛生におけるCBSCを含めた活動にプラスの影響を与える可能性がある。公衆衛生などの対策にビッグデータを利用するには，相当な投資が必要になるが，その見返りの大きさから，挑戦する価値はある。

2　公衆衛生の戦略的調整のためのCBSC

BSCは非営利組織であれば，ステークホルダー（利害を取り引きする関係者）の満足度の向上などが利用する目的になることが多い。しかしながら，公衆衛生の問題に取り組む病院

のトップ・マネジメント（経営者層）は，自分たちの組織だけではなく，研究者，医療従事者，政策立案者，社会福祉従事者，教育者，地域の事業者，居住者などすべての人が，疾病の予防や治療の結果として生じる健康状態の向上を目的とした積極的な参加者として含まれ，協調的な関係を築く努力が必要とされる。

「市民がもつ複数の役割（multiple citizen roles）」という概念が示すように，住民やその他の利害関係者が健康状態の向上に積極的にかかわった場合，それらの人々は，サービスの単なる「顧客」ではなくなる。

　また，多くの人や組織の協働を必要とすることから，公衆衛生にかかわる組織が，組織内で多くの人々が異なる方向の戦略を持っていることがあるので，それを戦略的に調整させることを成功させるだけでは不十分であり，地域全体レベルでの戦略的調整が必要である。これが，複数の組織や機関の協働的な取り組みにつながりCBSCの活動の場となる。

　ただし，CBSCを成功させるには，個々の参加組織が個別のBSCをもつ必要はなく，取り組みに精巧さや複雑さは求められない。ここがエプスタインらが考えるポイントであり（Epstein, P.D., et al., 2009），通常，参加者が皆BSCを使用していることからスタートすることが多い。たとえば，日本の事例では，地域連携を行う病院同士がBSCを使用して協働するということが多いのである。

　CBSCは，1つの組織や部門だけでは解決することのできない重要な問題を解決するためのものである。従来のBSCに地域の要素を導入することで，特に公衆衛生に適用することができる利点が4つ生まれる（Epstein, P.D., et al., 2009, p.253）。

①住民やその他の利害関係者が求める共通の成果に対し，地域が1つにまとまる
②意思決定者を集め，すべての部門の資産を共通の成果のために活用できる
③共通戦略の背後にいる地域の中心的な協力者を調整し，より早く大きな成果を上げることができる
④結果に対する関係者が共通に理解し，共通の責任説明を作成する

　したがって，BSCをプレーヤーが多い地域で活用することはできると判断している。

3　公衆衛生に対する地域のビジョンを調整するCBSC

　組織的に理論的に正しくBSCを政府や非営利組織が採用した場合，BSCは，採用した

組織のミッションやビジョンなどの基盤に合わせて作られる。CBSCも同様で，「地域のビジョン」に合わせたものになる。

　アメリカには，地域が地域を守り，地域を再構築していくという地域を構築する試み，すなわち，過去30年を超える豊かな「ビジョン作り」の歴史がある。公衆衛生に関しては，郡および市の衛生局の国立協会（National Association of Country and City Health Officials, NACCHO）のMAPP（Mobilizing for Action through Planning and Partnerships，計画と協力に基づく行動のための動員）のプロセスや，疾病対策センターによる便利なテンプレート（雛形）の提供がある。また，地域保健状況の改善のために，地域保健連合は，地域住民の健康状態の向上のために幅広く共有できるビジョンを作り出すための「公共のビジョン作り」や「地域検診」プロセスの開発に役立っている。

　地域保健を向上させるための様々な協力者を調整するには，ビジョンの共有が重要である。ビジョンの共有が，地域の公衆衛生において成果を上げるための第一歩である。その後，協力者と利害関係者は，成果を上げるためのCBSCを作成することができる。その過程において，リソース，構想，業績評価基準，目標と，より良い公衆衛生のための地域のビジョンを調整できる強力な戦略を入手できる。

＊ビッグデータ（big data）：ソーシャルメディアなどの利用によってインターネット上に蓄積された様々な情報を含む大規模なデジタルデータ。

Q.51

BSCの拡張系③
セクターBSCとクラスターBSCとは？

key word

セクター, クラスター, BSCの機能拡張

BSCの機能を拡張する概念としてCBSCが生まれてきたことは前述した。同様に，実際には様々なBSCの利用方法がある（高橋賢，2011）。

1　セクターBSCとクラスターBSCを比較検討する

BSCを活用するということに主眼をおいて，分析単位，目的，対象，方法，データ，結果というように区分して比較検討する。

まず，セクターとクラスターの意味を定義しておく。

セクターとは，各パフォーマンス（決められた時間の中で達成された最大限の成果）の分析や類似する病院（医療機関）と比較をするうえで有効な市場別の分類とする。

クラスターとは，企業，大学，研究機関，自治体などが，地理的に集積し，相互の連携・競争を通じて新たな付加価値（イノベーション）を創出する状態のこととする。

2　分析単位

医療セクターBSCは，セクター全体およびセクターのなかの病院のBSCとなる。

医療クラスターBSCは，神戸市の先端医療産業特区をイメージするとわかりやすい。日本には医療に関してのクラスターが少ないので，以下，神戸市を想定して考えてみたい。

神戸市の先端医療産業特区は，産学連携のもとに，高度医療技術の研究開発拠点を整備し，医療関連産業の集積による神戸経済の活性化，市民福祉の向上，国際貢献を目指す

「神戸医療産業都市構想」を加速させるとともに，大阪北部の彩都構想や播磨科学公園都市などとの連携により，関西全体のライフサイエンス（生命科学）分野のスーパークラスター（研究・開発から事業化，産業化までを行う研究・教育機関や産業の広域的な集積）の形成を図る（神戸市「先端医療産業特区」）というイメージである。

したがって，病院単体の病院BSCやCommunity BSC（CBSC）として，地域の公衆衛生を向上させるために行政区を単位とするCBSCとは異なる。

3 目 的

医療セクターBSCは，地域の医療全体をみるので，医療制度としてのミッション，ビジョンの達成，医療保険制度の向上，医療への信頼など政治的な要求にこたえることである。

医療クラスターBSCは，医療クラスターとして，地域医療を考える際に，行政がその地域での医療政策や一般の政策も含めて，政策を関連づけて考え，実行していく政策連携，イノベーションの創出，雇用の創出，医療研究水準の向上，医療関連の企業や人材の集積を進めることで，研究の促進や研究成果の事業化を推進することなどがある。

4 対 象 ： 誰 の た め の B S C か

医療セクターBSCでは，セクターのマネジャーや政府関係者や雇用主，一般市民，金融機関関係者などが範疇に入る。

医療クラスターBSCには，それぞれの参加企業，大学，研究機関，自治体などが入る。

5 方 法

医療セクターBSCは，すべての参加組織が比較可能な方法をとる。

医療クラスターBSCは，クラスターが何を目指しているかを共有したビジョンが重要であり，個々の比較のための方法はとらない。したがって，ビジョンを共有して，各組織がBSCを作成する。

CBSCは，地域で必要な公衆衛生上のテーマを洗い出し，そのテーマと地域のビジョンとを調整することで，テーマごとのBSCを作成する。

<table>
<tr><td>6</td><td>デ ー タ</td></tr>
</table>

医療セクターBSCは，多くの医療機関が比較できるようなデータを使用する。多くの医療機関で共通して使用されるような一般的なデータになりやすい。

医療クラスターBSCは，クラスターのビジョンに沿って，各組織がBSCを作成する。場合によっては，複数の組織が連携したBSCを作成することで，イノベーション（革新）が生まれる可能性がある。

<table>
<tr><td>7</td><td>結 果</td></tr>
</table>

医療セクターBSCは，公表されることで，セクターの外部から圧力が生じる。政治権力によって強制的に変更や変化を求められることもある。

医療クラスターBSCは，結果をクラスター全体で（面で）受け止め，個々の組織は，その結果を各自で（点で）受け止め，それぞれの目標に変化させて活用する。これは医薬分業でいう，「面分業」と「点分業」を合体させたイメージとなる。

以上のような特徴をもつセクターBSCとクラスターBSCであるが，BSCが様々に機能を拡張し，利用方法も多様化していくことがわかる。しかし，本稿で取り扱った基本の理論を原則として，崩してはいけない。なぜなら，BSCは汎用性が広いので，その時々に都合よく利用すると，本来の包括的業績評価，戦略的マネジメントとしての「戦略経営実践の枠組み」，コミュニケーション向上，組織改革などから無縁なものになっていってしまうからである。

Q.52 2.BSCの応用的な活用方法

BSCの拡張系④
地域医療連携BSCとは？

一般戦略型，戦略提携型，地域戦略帰属型

地域の医療連携に際して，単独の医療機関が地域の医療連携にBSCを活用することを考えたとき，つまり，一つの医療機関の視点としてBSCの活用を考えたとき，大きく3つの類型に分けられる（図4-1）。

【一般戦略型】
―医療機関がその地域や地域の何かに向けて何をするのか，したいのかを示す

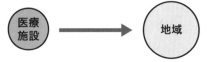

【戦略提携型】
施設間でどのように相互に影響を与え合うか，与え合いたいかを示す

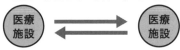

【地域戦略帰属型】
地域の戦略を受けながら，医療機関の戦略が運用される場合，
地域における役割（どのように属するのか）を示す

[**図4-1 地域の医療連携の戦略上の類型**]

（出所）西谷啓太作成

1　一般戦略型

　単独の医療機関から，地域（地域の医療機関や施設も含め）に対してのものであり「一般戦略型」といえる。これは，あくまでのその医療機関が，対象となる地域（地域の医療機関や福祉施設）に対して，どのような医療連携を行うのか，行いたいのかをBSCを用いて示す一方向の考え方である。

2　戦略提携型

　医療施設間で相互に影響を与えようとするもので「戦略提携型」といえる。これは相手となる施設と相互に影響を与え合おうとするものである。戦略提携型の目的としては，相互に，弱点を補う，強みを生かす，フォローし合う，市場内での競合化を避けるなど，win-winの関係を築くことが主な目的となる。

3　地域戦略帰属型

　カナダのオンタリオ州のように，保健省がBSCで戦略を示し，それに沿って地区（東京都でいう区）ごとに戦略を策定し，それを各病院が受けながら自身の医療施設の戦略を展開するBSCであり（髙橋淑郎, Brown, A.D., 中野種樹, 2011），「地域戦略帰属型」といえる。これは，地域の戦略を受けながら，地域に対してどのような役割を担うのかを示すものである。

　以上，3つの類型が考えられるが，実際にBSCのなかでどのようにそれらを表現するかということは，特に戦略提携型では重要な課題である。
　一般戦略型であれば，組織が地域に対して何を行いたいのかを表現するものであるため，ビジョンや戦略マップ，スコアカード上で表現することができる。一般戦略型の名称のとおり，地域の医療連携を戦略に組み込むだけでよい。地域戦略帰属型についても同様であり，地域の示すBSCに対してどのように行動するかを，一般戦略型同様に表現することができる。

戦略提携型については，提携する意図の共有や相互に影響を与え合うことをBSCで表現することとなる。共有などはBSCのなかで様々展開することが可能であると考えられるが，ビジョン，戦略マップ，スコアカードすべてで表現しようとすると，組織の違いから作成が困難なることが予測される。そのため，共有などをするのであれば，図4-2のように，最も影響力が大きいと考えられる戦略テーマを共有することが現実的であるだろう。

　この方法であれば，現行の自院のBSCと両立することが可能である。

　また，戦略提携型を発展させ，複数の施設との方針（戦略テーマ）に基づく1つのBSCを作成することで（図4-3），医療機関としての連携の方向性を大きく示せる可能性もあるが，様々な整合性をとることの難しさが予測され，この点は実際の運用状況をみなければ判断できない。

　以下，地域でBSCを利用することについて考えてみよう。

　カナダ・オンタリオ州のように，日本においてもBSCを地域との医療連携に用いることは有効と考えることができるが，現実的には難しい。なぜなら，まず，地域（都道府県）でBSCを用いても，都道府県の介入が非常に弱いことがあげられる。そして，国公立と民間の医療機関内での方向性，つまり戦略の重複が許され，なおかつ民間の医療機関の必要性が高いなかでは，そのBSCと医療機関の利害が一致しにくいことがある。また，地域のBSCのなかで，すべての病院が網羅されることは難しく，BSC担う医療機関の選別が行い

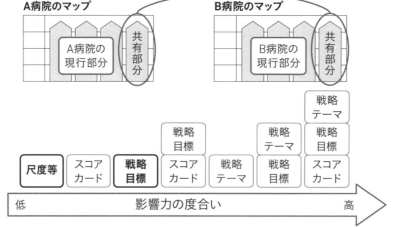

図4-2　現行で運用されているBSCに組み入れる

（出所）西谷啓太作成

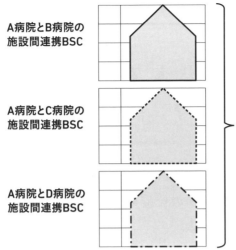
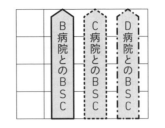

A病院とB病院の
施設間連携BSC

A病院とC病院の
施設間連携BSC

A病院とD病院の
施設間連携BSC

各医療機関との連携BSCをまとめた,
A病院の連携BSC

A病院の地域連携の目指すべき
方向性を示せる可能性もある
が,BSCとしての整合性を失う
可能性もある

[図4-3　連携用BSCを作成する場合]

(出所)西谷啓太作成

にくく，地域に受け入れられないことなどが考えられる。

　このように，地域医療連携BSCを考えると，理論的には可能であるが，地方で病院が競合するなかでの地域医療連携BSCには問題が山積する。また，病院や診療所が多く存在する大都市と異なり，地方の人口の少ない都市では，医療連携が学閥をもとにして行われていることも珍しくない。しかし，今後は「地域医療連携BSCは理論的には可能であるが……」という状況が変化する可能性もあると考える。

BSCの拡張系⑤
地域医療連携推進法人でBSCを活用するには？

key word　地域医療連携推進法人，医療機関の機能の分担及び業務の連携を推進するための方針，地域課題の解決

　わが国においては少子高齢化が進み，特に地方では人口減少による患者の減少や患者ニーズの変化，そもそもの医療の担い手である生産年齢人口の減少などが顕著に進んでいる。また，これまでの「治す医療」から「支える医療」へのシフトも進み，医療と介護の垣根はなくなり，双方向での連携が必要不可欠になっている。このような地域においては，これまでの医療提供体制を地域全体で維持をしていくことは困難であり，地域の人口構造の変化や地域の課題に応じた医療提供体制を，介護提供体制も含め，地域全体で再度構築・デザインし直すことが必要不可欠になっていく。

　こうした背景のなか，2015（平成27）年9月に公布された「医療法の一部を改正する法律」により医療法が改正され，地域医療連携推進法人が組織化された。

　地域医療連携推進法人は，高齢化の進展に伴い，患者の疾病構造が多様化しているなかで，患者一人ひとりがその状態に応じた良質かつ適切な医療を安心して受けることができる体制を地域で構築することができるように，地域の医療機関相互間の機能の分担・連携を推進し，質の高い医療を効率的に提供するための一般社団法人をいう。

　地域の医療機関などが，それぞれの法人形態を有したまま地域医療連携推進法人に参加し，参加した法人が，「医療機関の機能の分担及び業務の連携を推進するための方針（以下，方針）」を定め，都道府県知事から認定を受ける仕組みとなっている。地域医療連携推進法人には，介護事業等を実施する非営利法人も参加することができ，介護との連携を図りながら，地域医療構想の達成や地域包括ケアシステムの構築に資する役割を果たすことが期待されている。

　BSC活用の可能性として，地域医療連携推進法人の方針をBSCの枠組みを活用して整理することが考えられる。ミッションとビジョンでは，今後，中・長期的にその地域で医

療提供体制を維持していくための地域の課題の解決法を示し，その地域の課題を地域医療連携推進法人間で，どのような役割分担や連携をしながらどのように解決していくかという道筋や方法論を，戦略マップやスコアカードで示していくことになる。そして，それらが示されている地域医療連携推進法人のBSCを，参加する法人にカスケードしていくことによって，その実効性を担保していくという考え方である。

　一方で，上記のようなコンセプトで地域医療連携推進法人を活用している事例はまだ少ない。このコンセプトを実現するためには，少なくとも2つの課題が考えられる。

　1つ目は参加する法人をいかに広く集められるかである。地域の課題の解決を目指す場合，参加する法人が多いほど有効に機能することになる。理想は，その地域の医療機関がすべて参加することであるが，そうした事例はまだ少ない。

　その理由となるのが2つ目の課題である。参加する法人間の財務面の利害をいかに調整するかである。参加する法人は，それぞれの法人形態を有し，経営責任を負っている。連携の強化や役割分担について，総論としては賛成であっても，各法人間の経営の数値にかかわる各論レベルまで話が及ぶと反対意見が多くなる場合が少なくない。地域医療連携推進法人を立ち上げ，BSCを活用しながら地域の課題の解決を目指していくためには，役割分担や連携のバランスを検討すると同時に，参加する法人間の利害を調整しバランスを保つことも大きなポイントとなる。

おわりに

　本書は，一般社団法人 日本医療バランスト・スコアカード研究学会における活動や学会以外の研究会活動，および，それらの実践で私を支えて頂いた人たちと作った"医療BSCの基本と応用の実践書"といえます。梅井さんは私のゼミナールの第1期生です。また西谷さんは，私が尊敬する先輩の一人である佐藤貴一郎先生（前 国際医療福祉大学教授）のゼミナールで基礎力をつけた後に，大学院にて私の下で研鑽を積みました。

　2人とも医療BSCを開発するにあたり，ここ15年以上，プライベートな時間をかなり大きく割いて尽くしてくれました。振り返ってみると，2人の学生・院生時代にゼミナールで共に過ごした時間より，はるかに長い時間を一緒に，医療BSCの研究開発と実践・啓発に携わってきました。

　そして学生時代，独身時代，子育て時代と，プライベートや本務がかなり忙しかったにもかかわらず，医療BSCの開発や実践のために献身的な努力をしてくれました。2人に対して，そして奥様や子どもたちにも深く感謝いたします。

　一般社団法人 日本医療バランスト・スコアカード研究学会の立ち上げから，苦労や喜びを共有し，的確なアドバイスやご指導を頂戴してきました，日本大学（医学部）名誉教授・大道 久先生，一般財団法人長岡記念財団 長岡ヘルスケアセンター理事長・中野種樹先生，福井県済生会病院 病院長・登谷大修先生，一般財団法人竹田健康財団 竹田綜合病院 理事長・竹田 秀先生，あさがお経営研究所所長 公認会計士・塩田龍海先生，前 国際医療福祉大学教授・佐藤貴一郎先生，医療法人財団献心会 川越胃腸センター・クリニック理事長・望月智行先生，早稲田大学教授・清水 孝先生，早稲田大学教授・長谷川惠一先生には心から感謝申し上げます。

　一緒に全国で啓発活動を行ってきた聖路加国際大学 法人事務局長・渡辺明良さん，医療法人社団福寿会 看護部長・深澤優子さん，福井県済生会病院 事務部長・齋藤哲哉さん，JA神奈川県厚生連本所 経営企画部長・小俣純一さん，日本経済大学教授・赤瀬朋秀先生から，長年ご支援を賜りましたことに対して厚く御礼申し上げます。

　板橋中央総合病院 副院長，前 日本大学医学部小児科学主任教授の髙橋昌里先生には，BSCの新しい使い方および学会活動の活性化にご尽力いただき感謝申し上げます。

日本医療バランスト・スコアカード研究学会を任意団体として設立した前後にご尽力いただきました，聖路加国際大学 元理事長・故 日野原重明先生，聖路加国際病院 元院長・櫻井健司先生，社会医療法人敬愛会 ちばなクリニック 元院長・仲田清剛先生のお力添えがあったからこそ，本書を書くことができたと感謝申し上げます。

最後になりましたが，私のゼミの2期生の上村明廣さんには，ここ15年間ほど，プライベートの時間をHBSCの開発に私たちと一緒に携わってくださり，さらに本書の作成過程でも，共同執筆者と同等の仕事をこなしていただきました。上村さんより様々なご協力・ご尽力を頂きましたことに感謝いたします。なお，メヂカルフレンド社編集部の羽鹿敦雄氏，齋藤公泰氏には，出版にあたり辛抱強く，また，丁寧にご配慮いただき感謝申し上げます。

2022年7月

髙橋淑郎

執筆を終えて

　私が日本大学大学院商学研究科 経営学専攻 博士前期課程に入学し，髙橋淑郎教授に師事し，早いもので15年以上の時がたちます。それ以来，梅井，上村両氏をはじめ様々な先輩方にご指導を頂きながら今日に至っており，今回，恩師の企画で先輩方々と一緒に書籍を出版できることに感慨深さを覚えます。

　私が初めてBSCに出会ったのは大学生の頃，友人に誘われ参加した日本医療バランスト・スコアカード研究学会（以後HBSC学会）のセミナーでした。当時は，狂牛病（BSE）が流行しており，盛んにメディアに取り上げられていたため，セミナーの際に髙橋教授が「医療業界の人にBSCと言うと狂牛病ですか？ と聞き返される」と笑いながら話していたのをよく覚えています。

　たしかに当時の医療業界において，BSCの知名度は相当に低かったのだと思います。しかしながら，その後のHBSC学会をはじめ多くの先生方々の御尽力により，医療業界，特に看護管理業界では一般的な経営ツールとなったのではないでしょうか。医療機能評価の際にBSCという単語が用いられる時期もあり，少なくとも現在の知名度はBSEには勝ったはずです。

　BSCは汎用性が高く構造がシンプルです。誤解を恐れずに言えば，やることを線でつなぎ，to doリストを作るだけにさえ見えます（大学時代の私はこのような解釈で，セミナーの受講後に本を読み，大変甘い理解で卒論に用います。もちろん，私の大学時代の恩師であり，髙橋教授の盟友でもある佐藤貴一郎教授に「西谷君，君はBSCを理解していないね」と冷笑の下しっかりとダメ出しを頂くのですが）。

　そのため，このシンプルさが様々な解釈やスタイルを生み出したと思います。個人的には，これには良い側面も多分にあり，医療業界における普及や知名度の向上に一役以上買ったのではないかと考えています。ただ，その一方で弊害もあります。解釈やスタイルの中には，BSCを機能させる上での大切な要素を切り捨てていたり，取りこぼしていたりするものも多くあります。これらを「BSCもどき」と呼んでいます。

　実際にBSCを用いようとする，理事長や院長をはじめとする経営層からすると，最大の関心は，BSCの学問性や正統性ではなく「短時間で効果があるか」や「手間がかからず効果が出るか」といった，ある種の目先の費用対効果になると思います。そうなると，大

切な要素をそぎ落とし，軽量化されたお手軽な「もどき」の方が，関心に合致しており採択されてしまいます。ただ，当然，大切な要素が抜けているので，作成中や運用中に必ず手詰まりとなり「BSCは機能しない，役に立たない」といった評価を，正しく理解していない人から受けてしまうことを残念に思います。

　この本を手に取って頂いた方は，医療機関においてBSCの作成や導入，運用に奮闘したり，悩んだりしていて，何かヒントを求めて本書に手を伸ばして頂いたのだと思います。本書には，HBSC学会が医療機関に導入支援を行う際やその後のフォローアップを行う際の，正統なエッセンスが凝縮されています。そこには当然「もどき」にならないための大切な要素も含まれています。読んで頂いた皆さまの役に立つことが，何か1つでも記載されていることを祈るばかりです。

2022年7月

西谷啓太

参考文献

日本語文献

1. 伊丹敬之（2003）『経営戦略の論理（第3版）』日本経済新聞社.

2. 伊丹敬之，加護野忠男（1993）『ゼミナール経営学入門（2版）』日本経済新聞社.

3. 伊藤和憲（2012）日本医療バランスト・スコアカード研究学会「BSCの基礎理論」資料.

4. 伊藤和憲（2018）日本医療バランスト・スコアカード研究学会「BSC導入ワークショップ」資料.

5. 伊藤嘉博（2006）「戦略マネジメントシステムとしてのバランスト・スコアカードの現状と展望：その基本構造の普遍性と拡張性に関する検討」管理会計学，14(2)，pp.65-76.

6. 梅井崇仁（2022）「ファシリテーションの実際：SWOT分析の成否は「考え抜けるかどうかで」決まる」最新医療経営フェイズ・スリー，6月号，pp.46-47.

7. 小倉昇（2003）「BSCと組織の学習能力」企業会計，55(5)，pp.671-677.

8. 小倉昇（2005）「戦略コミュニケーションの意義：経営戦略を組織全体に浸透させるために」．日経情報ストラテジー（編）『バランス・スコアカード徹底活用』日経BPムック，日経BP，pp.24-35.

9. 乙政佐吉（2002）「バランス・スコアカード研究の方向性：導入，業績評価，コミュニケーションの側面から」六甲台論集 経営学編，49(2)，pp.29-47.

10. 青島矢一，加藤俊彦（2012）『競争戦略論 第2版』東洋経済新報社.

11. 河﨑健一郎，アクセンチュアヒューマン・パフォーマンスグループ（2003）『知識創造経営の実践：ナレッジマネジメント実践マニュアル』PHP研究所.

12. 國領二郎（1999）『オープン・アーキテクチャ戦略』ダイヤモンド社.

13. 今野能志（2005）『目標による管理（MBO）』生産性出版.

14. 齋藤哲哉（2004）「バランスト・スコアカードによる医事業務指標化」医療バランスト・スコアカード研究，1(1)，pp.61-66.

15. 齋藤哲哉（2005）日本医療バランスト・スコアカード研究学会「BSCフォーラム」資料.

16. 齋藤哲哉（2006）「バランスト・スコアカード導入時のファシリテーション」看護展望，31(4)，pp.48-52.

17. 櫻井通晴（2003a）『バランスト・スコアカード：理論とケース・スタディ』同文舘出版.

18. 櫻井通晴（2003b）「バランスト・スコアカードの起源」専修経営学論集（77），pp.1-17.

19. 櫻井通晴（2008）『バランスト・スコアカード：理論とケース・スタディ（改訂版）』同文舘出版.

20. 佐藤エキ子（2006）「BSC導入の試み：看護部の立場から」医療バランスト・スコアカード研究，2(1)，pp.89-96.

21. 清水孝（1998）「因果連鎖を組み込んだマネジメント・コントロール・システムの展開」早稲田商学，376，pp.61-68.

22. 清水孝（2004）「医療におけるバランスト・スコアカードの概念と注意点」医療バランスト・スコアカード研究，1(1)，pp.67-76.

23. 清水孝（2005）日本医療バランスト・スコアカード研究学会「BSC基礎講座」資料.

24. 髙橋淑郎（2004a）「バランスト・スコアカードの基礎概念と医療経営」医療バランスト・スコアカード研究，1(1)，pp.1-8.

25. 髙橋淑郎（2004b）「バランスト・スコアカードの導入で日本の病院は変わる」エコノミスト，2004年4月6日号，pp.52-55.

26. 髙橋淑郎（編著）（2004）『医療経営のバランスト・スコアカード』生産性出版.

27. 髙橋淑郎（監著）（2005）『病院価値を高めるバランスト・スコアカード』メディカル・パブリケーションズ.

28. 髙橋淑郎（2006a）「医療機関でのBalanced scorecardを適用した組織改革と経営改善：道具としてBSCを考える」月刊新医療，33(5)，pp.117-121.

29. 髙橋淑郎（2006b）「バランスト・スコアカードとは何か」月刊福祉，89(6)，pp.24-27.

30. 髙橋淑郎（2006c）「バランスト・スコアカードで看護のマネジメントが変わる」看護展望，31(4)，pp.17-25.

31. 髙橋淑郎（研究主査）（2008）平成17〜19年度 科学研究費補助金基盤（B）（一般）（課題番号17330091）「医療機関の経営におけるバランスト・スコアカードの有効性に関する研究」.

32. 髙橋淑郎（編著）（2011a）『医療バランスト・スコアカード研究 経営編』生産性出版.

33. 髙橋淑郎（編著）（2011b）『医療バランスト・スコアカード研究 実務編』生産性出版.

34. 髙橋淑郎（2011）「山形県の医療政策と連動した山形県立中央病院のBSC」医療バランスト・スコアカード研究，8(2)，pp.135-151.

35. 髙橋淑郎，Brown, A.D.，中野種樹（2011）「医療政策での医療BSCの活用の可能性：BSCとSystem Level BSCとSustainability：カナダ・オンタリオ州から学ぶ」医療バランスト・スコアカード研究，8(2)，pp.26-55.

36. 髙橋淑郎，Graham D.S.（2013）「カナダ血液センターのBSC：内部と外部から分析」医療バランスト・スコアカード研究，9(2)，pp.36-48.

37. 髙橋淑郎（2014）「持続可能な病院経営のためのCSRとBSCの統合に関する研究：Sustainable BSC（SBSC）の作成と運用に向けて」商学集志，83(4)，pp.107-141.

38. 髙橋淑郎（2017）「BSCからSustainable BSCへ：その活用と期待」医療バランスト・スコアカード研究，13(2)，pp.4-21.

39. 髙橋淑郎（2018）「非営利組織としての病院経営の方向：医療制度，病院価値，BSCを手掛かりに」経営学論集，88，pp.6-15.

40. 髙橋淑郎（2019）「規制産業におけるイノベーション・マネジメント：規制の中で病院はSustainable BSCでイノベーションを興せるか」経営教育研究，22(1)，pp.7-20.

41. 髙橋淑郎（編著）（2020）『非営利組織と営利組織のマネジメント』中央経済社.

42. 髙橋淑郎（2021）『バランスト・スコアカードによる持続可能な病院経営』中央経済社.

43. 髙橋淑郎（2022a）「BSCの理論をもう一度学ぶ①：成功のストーリーとしてのBSC」看護展望，47(5)，pp.10-17.

44. 髙橋淑郎（2022b）「BSCの理論をもう一度学ぶ②：看護部でよくみられるBSCの間違った理解の解消」看護展望，47(5)，pp.18-25.

45. 高橋賢（2011）「産業クラスターにおけるインフラ整備の評価とBSC」横浜経営研究，32(2)，pp.215-229.

46. 谷武幸，三矢裕，松尾貴巳（2005）「新須磨病院整形外科におけるBSCの導入についての時系列分析：アクションリサーチとエンピリカルリサーチの統合アプローチ」原価計算研究，29(1)，pp.35-46.

47. TQM委員会編著（1998）『TQM−21世紀の総合『質』経営』（財）日本科学技術連盟.

48. 西谷啓太（2022）「「BSCもどき」解決の基礎理論：病院がビジョン達成の道筋を考え，実行し評価するツール」最新医療経営フェイズ・スリー，6月号，pp.42-45.

49. 日本医療バランスト・スコアカード研究学会 (2017, 2020, 2021)「BSC導入ワークショップ」資料.

50. 日本医療バランスト・スコアカード研究学会研究委員会 (編) (2020) 医療バランスト・スコアカード用語集 (基礎編) (応用編).

51. 日本医療バランスト・スコアカード研究学会 (2021)「BSC導入ワークショップ」資料.

52. 長谷川惠一 (2002)「バランスト・スコアカードと予算管理」會計, 161 (5),pp.68-82.

53. 長谷川惠一 (2006a)「BSCの基本概念：BSCとは戦略マネジメント・システムである」看護, 58(7), pp.6-24.

54. 長谷川惠一 (2006b)「BSCの理論と病院経営への適応」医療バランスト・スコアカード研究, 2(1), pp.71-78.

55. 森沢徹 (2001)「バランス・スコアカードによる業績評価制度の改革」知的資産創造, 12月号, pp.60-77.

56. 森沢徹, 黒崎浩 (2003)「バランス・スコアカードを活用した経営管理システム改革」知的資産創造, 10月号, pp.24-39.

57. 森沢徹, 宮田久也, 黒崎浩 (2005)『バランス・スコアカードの経営：戦略志向の組織づくり』日本経済新聞社.

58. Pink, G.H., Zelman, W.N., 髙橋淑郎 (2011)「文献からみる北米の医療BSCの趨勢と特徴：日本の現状との比較を交えて」医療バランスト・スコアカード研究, 8(2), pp.4-25.

URL

1. 一般社団法人日本品質管理学会 (2018年1月改正)『品質管理用語』.
https://www.jsqc.org/ja/oshirase/00-001sample.pdf （2022年4月1日参照）

2. 神戸市「先端医療産業特区」.
https://www.city.kobe.lg.jp/documents/12092/iryou.pdf （2020年9月28日参照）.

外国語文献

1. Andrews, K.R. (1971). *The Concept of Corporate Strategy*. Dow Jones & Irwin. （山田一郎 (訳) (1976)『経営戦略論』産業能率短期大学出版部）.

2. Ansoff, H.I. (1965). *Corporate Strategy*. McGraw-Hill. （広田寿亮 (訳) (1984)『企業戦略論』産業能率大学出版部）.

3. Ansoff, H.I. (1978). *Strategic Management*. The Macmillan Press. （中村元一 (訳) (1980)『戦略経営論』産業能率大学出版部）.

4. Anthony, R.N., Dearden, J. and Bedford, N.M. (1989). *Management Control Systems*. Irwin.

5. Argyris, C. (1977). Double loop learning in organization. *Harvard Business Review*, 55(5) Sep.-Oct., pp.115-126. （有賀裕子 (訳) (2007)「シングルループ学習では進化しない『ダブルループ学習』とは何か（「弁証法」思考 超ロジカル・シンキング）」DIAMONDハーバード・ビジネス・レビュー, 4月号, pp.100-113）.

6. Baker, G.R. and Pink, G.H. (1995). A balanced scorecard for Canadian hospitals. *Healthcare Management Forum*, 8(4), pp.7-21.

7. Barney, J. (1991). Firm resources and sustained competitive advantage. *Journal of Management*, 17 (1), pp.99-120.

8. Barney, J.B. (2002). *Gaining and Sustaining Competitive Advantage*. Pearson Education,Inc.. （岡田正大

（訳）（2003）『企業戦略論：競争優位の構築と持続（上）基本編』ダイヤモンド社）.

9. Barney, J.B. (2002). *Gaining and Sustaining Competitive Advantage*. Pearson Education,Inc.. (岡田正大（訳）（2003）『企業戦略論：競争優位の構築と持続（中）事業戦略編』ダイヤモンド社）.

10. Barney, J.B. (2002). *Gaining and Sustaining Competitive Advantage*. Pearson Education,Inc.. (岡田正大（訳）（2003）『企業戦略論：競争優位の構築と持続（下）全社戦略編』ダイヤモンド社）.

11. Bieker, T., Gminder, C.U., Hahn, T. and Wagner, M., (2001). Unternehmerische nachhaltigkeit umsetzen. Beitrag einer sustainability balanced scorecard. *Ökologisches Wirtschaften*, 16 (5), pp.28-30.

12. Brewer, P. (2002). Putting strategy into the balanced scorecard. *Strategic Finance*, 83 (7), pp.44-52.

13. Bourguignon, A., Malleret V. and Nørreklit, H. (2004). The American balanced scorecard versus French tableau de bord: the ideological dimension. *Management Accounting Research*, 15 (2), pp.107-134.

14. Chenhall, R.H. (2003). Management control systems design within its organizational context: findings from contingency-based research and directions for the future. *Accounting, Organizations and Society*, 28 (2-3), pp.127-168.

15. Cleverley, W. O. and Cleverley, J. O. (2005). Scorecards and dashboards: using financial metrics to improve performance. *Jounral of Healthcare Financial Management*, 59 (7), pp.64-69.

16. De Geuser,F., Mooraj,S. and Oyon,D. (2009). Does the balanced scorecard add value? Empirical evidence on its effect on performance. *European Accounting Review*, 18(1), pp.93-122.

17. Drucker, P.F. (1954). *The Practice of Management*. Harper & Row.

18. Epstein, P.D., Simone, A. and Wray, L.D. (2009). Community balanced scorecards for strategic public health improvement. In Bialek, R., Duffy, G.L. and Moran, J.W. (Eds.), *The Public Health Quality Improvement Handbook*. ASQ Quality Press, pp.251-270.

19. Figge, F., Hahn, T., Schaltegger, S. and Wagner, M. (2002). The sustainability balanced scorecard-linking sustainability management to business strategy. *Business Strategy and the Environment*, 11 (5), pp.269-284.

20. Fleisher, C. S., Bensoussan, B. E. (2003). *Strategic and Competitive Analysis: Methods and Techniques for Analyzing Business Competition*. Prentice Hall. (菅澤喜男（監訳）, 岡村亮・藤澤哲雄（訳）（2005）『戦略と競争分析』コロナ社）.

21. Hansen, E.G. and Schaltegger, S. (2012). Pursuing sustainability with the balanced scorecard: between shareholder value and multiple goal optimisation. *Centre for Sustainability Management, Leuphana University of Lüneburg*, pp.1-35.

22. Hofer, C.W. and Schendel, D. (1978). *Strategy Formulation: Analytical Concepts*. West publishing. (奥村昭博・榊原清則・野中郁次郎（訳）（1981）『戦略策定：その理論と手法』千倉書房）.

23. Jakobsen, M., Mitchell, F. and Nørreklit, H. (2011). Constructing performance measurement packages. In Abdel-Kader, M.G. (Ed.), *Review of Management Accounting Research*. Palgrave Macmillan, pp.194–213.

24. Kaplan, R.S. and Norton, D.P. (1992). The balanced scorecard: measures that drive performance. *Harvard Business Review*, 70 (1) Jan.-Feb., pp.71-79. (本田桂子（訳）（1992）「新しい経営指標"バランスド・スコアカード"」DIAMOND ハーバード・ビジネス・レビュー, 4-5月号, pp. 81-90）.

25. Kaplan, R.S. and Norton, D.P. (1993). Putting the Balanced Scorecard to Work. *Harvard Business Review*, 71(5) Sep.-Oct., pp.134-147. (鈴木一功・森本博行（訳）（1993）「実践バランスト・スコアカードによる企業変革」DIAMOND ハーバード・ビジネス・レビュー, 12-1月号, pp.94-109）.

26. Kaplan, R.S. and Norton, D.P.（1996a）．Using the balanced scorecard as a strategic management system: building a scorecard can help managers link today's actions with tomorrow's goals. *Harvard Business Review*, 74（1）, pp.75-85.

27. Kaplan, R.S. and Norton, D.P.（1996b）．*The Balanced Scorecard: Translating Strategy into Action*. Harvard Business Review Press.（吉川武男（訳）（1997）『バランススコアカード：新しい経営指標による企業変革』生産性出版）.

28. Kaplan, R.S. and Norton, D.P.（1996c）．Strategic learning and the balanced scorecard. *Strategy and Leadership*, 24（5）, pp.18-24.

29. Kaplan, R.S. and Norton, D.P.（1996d）．Linking the balanced scorecard to strategy. *California Management Review*, 39（1）, pp.53-79.

30. Kaplan, R.S. and Norton, D.P.（1997）．Why does business need a balanced scorecard? *Journal of Cost Management*, 11（3）, pp.5-10.

31. Kaplan, R.S. and Norton, D.P.（2000）．Having trouble with your strategy? Then map it. *Harvard Business Review*, 78（5）Sep.-Oct., pp.167-176.（伊藤嘉博（監訳），村井章子（訳）（2001）．「バランスト・スコアカードの実践ツール：ストラテジー・マップ」DIAMOND ハーバード・ビジネス・レビュー，2月号，pp.28-41）.

32. Kaplan, R.S. and Norton, D.P.（2001a）．*The Strategy-focused Organization：How Balanced Scorecard Companies Thrive in the New Business Environment*. Harvard Business School Press.（櫻井通晴（監訳）（2001）『キャプランとノートンの戦略バランスト・スコアカード』東洋経済新報社）.

33. Kaplan, R.S. and Norton, D.P.（2001b）．Transforming the balanced scorecard from performance measurement to strategic management: part I . *Accounting Horizons*, 15（1）, pp.87-104.

34. Kaplan, R.S. and Norton, D.P.（2001c）．Transforming the balanced scorecard from performance measurement to strategic management: part II . *Accounting Horizons*, 15（2）, pp.147-160.

35. Kaplan, R.S. and Norton, D.P.（2004）．*Strategy Maps: Converting Intangible Assets into Tangible Outcomes*. Harvard Business Review Press.（櫻井通晴・伊藤和憲・長谷川惠一（監訳）（2005）『戦略マップ：バランスト・スコアカードの新・戦略実行フレームワーク』ランダムハウス講談社）.

36. Kaplan, R.S. and Norton, D.P.（2005）．The office of strategy management. *Harvard Business Review*, 83（10）Oct., pp.72-80, 157.（井上充代（訳）（2006）「BSCだけでは戦略は実現しない 戦略管理オフィスの活用法」DIAMONDハーバード・ビジネス・レビュー，3月号，pp.86-96）.

37. Kaplan, R.S. and Norton, D.P.（2006a）．*Alignment: Using the Balanced Scorecard to Create Corporate Synergies*. Harvard Business Review Press.（櫻井通晴・伊藤和憲（監訳）（2007）．『BSCによるシナジー戦略：組織のアラインメントに向けて』武田ランダムハウスジャパン）.

38. Kaplan, R.S. and Norton, D.P.（2006b）．How to implement a new strategy without disrupting your organization. *Harvard Business Review*, 84（3）, pp.100-109.

39. Kaplan, R.S. and Norton, D.P.（2008）．*The Execution Premium: Linking Strategy to Operations for Competitive Advantage*. Harvard Business Review Press.（櫻井通晴・伊藤和憲（監訳）（2009）『バランスト・スコアカードによる戦略実行のプレミアム：競争優位のための戦略と業務活動とのリンケージ』東洋経済新報社）.

40. Size, T., Kindig, D. and MacKinney, C.（2006）. Population Health Improvement and Rural Hospital Balanced Scorecards, *The Journal of Rural Health*, 22（2）, pp.93-96.

41. Lebas, M.（1994）．Managerial accounting in France: overview of past tradition and current practice.

European Accounting Review, 3(3), pp.471-488.

42. Lipe, M.G. and Salterio, S.E.（2000）. The balanced scorecard: judgmental effects of common and unique performance measures. *The Accounting Review,* 75（3）, pp.283-298.

43. Malina, M.A. and Selto, F.H.（2001）. Communicating and controlling strategy: an empirical study of the effectiveness of the balanced scorecard. *Journal of Management Accounting Research*, 13, pp.47-90.

44. Mintzberg, H.（2004）. *Managers Not MBAs: A Hard Look at the Soft Practice of Managing and Management Development.* Berrett-Koehler Publishers.（池村千秋（訳）（2006）『MBAが会社を滅ぼす：マネジャーの正しい育て方』日経BP）.

45. Mintzberg, H., Ahlstrand, B. and Lampel, J.（1998）. *Strategy Safari: A Guided Tour through the Wilds of Strategic Management.* Prentice Hall.（齋藤嘉則（監訳）（1999）『戦略サファリ：戦略マネジメント・ガイドブック』東洋経済新報社）.

46. Mintzberg, H., Ahlstrand, B. and Lampel, J.（2009）. *Strategy Safari: Your Complete Guide through the Wilds of Strategic Management*（2nd ed.）. Financial Times Prentice Hall.（齋藤嘉則（監訳）（2013）『戦略サファリ：戦略マネジメント・コンプリートガイドブック（第2版）』東洋経済新報社）.

47. Niven, P.R.（2002）. *Balanced Scorecard Step-by-Step: Maximizing Performance and Maintaining Results*（1st ed.）. John Wiley & Sons.

48. Niven, P.R.（2006）. *Balanced Scorecard Step-by-Step: Maximizing Performance and Maintaining Results*（2nd ed.）. John Wiley & Sons.（清水孝（監訳）（2009）『BSC戦略マネジメントハンドブック』中央経済社）.

49. Perry, G.S.（2011）. Strategic Themes-How Are They Used and WHY? *Balanced Scorecard Institute Journal,* pp.1-5.

50. Porter, M.E.（1980）. *Competitive Strategy: Techniques for Analyzing Industries and Competitors.* Free Press.（土岐坤・中辻萬治・服部照夫（訳）（1995）『（新訂）競争の戦略』ダイヤモンド社）.

51. Porter, M.E.（1985）. *The Competitive Advantage: Creating and Sustaining Superior Performance.* Free Press.

52. Sahney, V.K.（1998）. Balanced scorecard as a framework for driving performance in managed care organizations. *Managed Care Quarterly,* 6(2), pp.1-8.

53. Santiago, J.M.（1999）. Use of the balanced scorecard to improve the quality of behavioral health care. *Psychiatric Services,* 50（12）, pp.1571-1576.

54. Schneiderman, A.M.（1999）. Why balanced scorecards fail. *Journal of Strategic Performance Measurement,* Special edition, pp.6-11.

55. Schneiderman, A.M.（2001）. The first balanced scorecard: analog devices, 1986-1988. *Journal of Cost Management,* Sept.-Oct., pp.16-26.

56. Searcy, C.（2012）. Corporate sustainability performance measurement systems: a review and research agenda. *Journal of Business Ethics,* 107（3）, pp.239-253.

57. The SIGMA Project（2003）. THE SIGMA GUIDELINES-TOOLKIT. SIGMA GUIDE TO GUIDELINES AND STANDARDS RELEVANT TO SUSTAINABLE DEVELOPMENT.

58. Size, T., Kindig, D. and MacKinney, C.（2006）. Population health improvement and rural hospital balanced scorecards. *The Journal of Rural Health,* 22(2), pp.93-96.

59. Smith, R.F.（2007）. *Business Process Management and the Balanced Scorecard: Using Processes as Strategic Drivers.* John Wiley & Sons.（髙橋淑郎・橋口徹・宇田理（訳）（2009）『バランスト・スコア

カードの実践作法：現場を活かすプロセスマネジメント』生産性出版).

60. Steele, J. (2001). Transforming the balanced scorecard into your strategy execution system. *Manage*, 53(1), pp.22-24.

61. van der Woerd, F. and van den Brink, T.W.M. (2004). Feasibility of a responsive business scorecard- a pilot study. *Journal of Business Ethics*, 55 (2), pp.173-186.

62. van Marrewijk, M. (2004). A value based approach to organization types: Towards a coherent set of stakeholder – oriented management tools, *Journal of Business Ethics*, 55 (2), pp.147-158.

63. Weir, E., d'Entremont, N., Stalker, S., Kurji, K. and Robinson, V. (2009). Applying the balanced scorecard to local public health performance measurement: deliberations and decisions. *BMC Public Health*, 9, 127. doi: 10.1186/1471-2458-9-127.

64. Wernerfelt, B. (1984). A resource-based view of the firm. *Strategic Management Journal*, 5(2), pp.171–180.

65. Zelman, W.N., Pink, G.H. and Matthias, C.B. (2003). Use of the balanced scorecard in health care. *Journal of Health Care Finance*, 29(4), pp.1-16.

さくいん

執筆者紹介

髙橋淑郎 （TAKAHASHI Toshiro）

（生年） 1954年　東京都に生まれる

（現職） 日本大学商学部 特任教授

（学歴） 日本大学商学部会計学科卒業，同大学院商学研究科博士課程 単位取得満期退学

（職歴） 杏林大学医学部助手（病院管理学教室），University of Toronto Department of Health Administration（現 Department of Health policy, management and evaluation）訪問研究員，同 Assistant Professor，帰国後，日本で初めての医療経営の専門家を育成するため，国際医療福祉大学 医療福祉学部 医療経営管理学科設立に参加し，医療経営管理学科のカリキュラムおよび病院経営教育体系作成の責任者を務め，文部科学省と折衝した。学科設立後，同学科教授，同大学院教授を経て日本大学商学部教授，同大学院商学研究科博士前期課程教授，博士課程教授。2021年3月定年退職し，現在に至る。

（業績） 著書32冊，論文121本，学会発表89回

（直近の書籍・論文）

1. 髙橋淑郎（2022）「経営戦略論としてのBSCの発展のために：「社会性」と「倫理」をどのように組み込み，BSCをいかに修正するか」医療バランスト・スコアカード研究，18（1・2合併号），pp.1-42.
2. 髙橋淑郎（2022c）「戦略マップとスコアカードで無形資産を活かす」薬局，73(6)，pp.120-123.
3. 髙橋淑郎（2022）「BSCの理論をもう一度学ぶ①〜成功のストーリーとしてのBSC〜」看護展望，47(5)，pp.10-17.
4. 髙橋淑郎（2022）「BSCの理論をもう一度学ぶ②〜看護部でよくみられるBSCの間違った理解の解消〜」看護展望，47(5)，pp.18-25.
5. 髙橋淑郎（2021）『バランスト・スコアカードによる持続可能な病院経営』中央経済社.
6. 髙橋淑郎編著（2020）『非営利組織と営利組織のマネジメント』中央経済社.
7. 髙橋淑郎（2020）「バランスト・スコアカードはどのように生まれてきたか」商学集志，90(1)，pp.55-88.
8. Takahashi Toshiro(2018) Quality improvements and Cost Reductions in Healthcare : Accountable Care Organizations from the Perspective of Collaborative Dynamic Capabilities and Leadership, pp.113-133.（In Kodama Mitsuru（Ed.）(2018) *Collaborative Dynamic Capabilities for Service Innovation Creating a New Healthcare Ecosystem*, palgrave macmillan.）.

梅井崇仁 （UMEI Takahito）

（生年） 1978年　秋田県に生まれる

（現職） 聖路加国際大学 事務部

（学歴） 2001年3月　国際医療福祉大学 医療福祉学部 医療経営管理学科卒業（髙橋淑郎ゼミナール）

（職歴） 2001年4月　聖路加国際病院
予防医療センター，財務経理課，経営企画室，法人事務局，医事課，教育センターを経て，人事課（現在に至る）

(業績)

1. 梅井崇仁（2022）「ファシリテーションの実際：SWOT分析の成否は「考え抜けるかどうかで」決まる」最新医療経営フェイズ・スリー，6月号，pp. 46-47.

2. 梅井崇仁・髙橋淑郎（2009）「BSCの真の姿はここにある：第6回 BSCの作成ポイント3」師長主任業務実践，No.292，4月1日号，pp.70-72.

3. 梅井崇仁・渡辺明良（2009）「BSCの真の姿はここにある：第8回 それはBSCの正しい使い方ではない2」師長主任業務実践，No.297，6月15日号，pp.42-44.

4. 渡辺明良・梅井崇仁・上村明廣・髙橋淑郎（2011）「ファシリテーションのポイント」pp.394-406.（収録：髙橋淑郎編著（2011）『医療バランスト・スコアカード研究 実務編』生産性出版）.

5. 梅井崇仁（2007）第Ⅲ部 第1章pp57-61., 第2章pp.62-67., 第6章pp.99-104 （収録：日本医療バランスト・スコアカード研究学会編（2007）『医療バランスト・スコアカード導入のすべて〜構築・展開・成果〜』生産性出版）.

西谷啓太 （NISHIYA Keita）

(生年) 1982年 北海道に生まれる

(現職) 医療法人社団 函館脳神経外科，函館脳神経外科病院 事務部

(学歴) 2007年3月 国際医療福祉大学 医療福祉学部 医療経営管理学科卒業（佐藤貴一郎ゼミナール）

2009年3月 日本大学大学院商学研究科 経営学専攻 博士前期課程修了（髙橋淑郎研究室）

(職歴) 2009年4月 宇治武田病院

2010年4月 医療法人医仁会 武田総合病院

2011年4月 医療法人社団 函館脳神経外科（現在に至る）

(業績)

1. 西谷啓太（2022）「「BSCもどき」解決の基礎理論：病院がビジョン達成の道筋を考え，実行し評価するツール」最新医療経営フェイズ・スリー，6月号，pp.42-45.

2. 西谷啓太（2009）「地域医療連携におけるバランスト・スコアカード利用に関する研究」日本大学大学院商学研究科博士前期課程修士論文.

3. 西谷啓太（2007）第Ⅰ部 第2章pp.29-33., 第3章pp.34-41., 第Ⅶ部 pp.255-257（収録：日本医療バランスト・スコアカード研究学会編（2007）『医療バランスト・スコアカード導入のすべて〜構築・展開・成果〜』生産性出版）.

4. 五艘豊，川村静香，西谷啓太，髙橋淑郎（2007）「医療経営におけるバランスト・スコアカード活用に関する調査」医療バランスト・スコアカード研究，4(1), pp.91-97.

医療職のためのバランスト・スコアカード実践マニュアル
BSCを理解し，納得し，実行し，成果を上げる

2022年8月29日　第1版第1刷発行　　　　　　　　　　　　定価（本体3,000円＋税）

著　　者　　西谷啓太・梅井崇仁・髙橋淑郎©　　　　　　　　　　＜検印省略＞

発行者　　亀井　淳

発行所　　株式会社 メヂカルフレンド社

〒102-0073　東京都千代田区九段北3丁目2番4号
麹町郵便局私書箱48号　電話（03）3264-6611　振替00100-0-114708
https://www.medical-friend.co.jp

Printed in Japan　落丁・乱丁本はお取り替えいたします　　印刷／奥村印刷(株)　　　　製本／(有)井上製本所
ISBN978-4-8392-1691-7　C3047　　　　　　　　　　　　　DTP／(有)マーリンクレイン　　　　　　　105021-078